当代中医外治临床丛书

外科疾病
中医特色外治226法

总主编 庞国明 林天东 胡世平 韩振蕴 王新春

主 编 杨玉龙 刘 辉 张 海 柳国斌 楼正亮

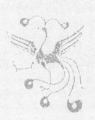

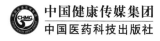

中国健康传媒集团

中国医药科技出版社

内 容 提 要

本书分为概论与临床应用两部分，概论部分简单介绍了外科疾病外治法的发展历程、常用外治法、外治法注意事项等，临床应用部分收录了 16 种中医外科常见疾病的外治法。全书内容丰富，资料详实，适合相关专业各级临床医师、病人及家属阅读参考。

图书在版编目（CIP）数据

外科疾病中医特色外治 226 法 / 杨玉龙等主编 . — 北京：中国医药科技出版社，2021.5

（当代中医外治临床丛书）

ISBN 978-7-5214-2333-4

Ⅰ . ①外… Ⅱ . ①杨… Ⅲ . ①中医外科—中医治疗法—外治法 Ⅳ . ① R26

中国版本图书馆 CIP 数据核字（2021）第 035656 号

美术编辑 　陈君杞
版式设计 　也　在

出版　**中国健康传媒集团** ｜ 中国医药科技出版社
地址　北京市海淀区文慧园北路甲 22 号
邮编　100082
电话　发行：010-62227427　邮购：010-62236938
网址　www.cmstp.com
规格　710×1000mm $^1/_{16}$
印张　9$^1/_4$
字数　147 千字
版次　2021 年 5 月第 1 版
印次　2024 年 4 月第 2 次印刷
印刷　三河市万龙印装有限公司
经销　全国各地新华书店
书号　ISBN 978-7-5214-2333-4
定价　**32.00 元**

获取新书信息、投稿、为图书纠错，请扫码联系我们。

甘洪桥　艾为民　龙新胜　平佳宜　卢　昭

叶　钊　叶乃菁　付永祥　代珍珍　朱　琳

朱　璞　朱文辉　朱恪材　朱惠征　刘　辉

刘宗敏　刘建浩　刘鹤岭　许　亦　许　强

阮志华　孙　扶　苏广兴　李　松　李　柱

李　娟　李　慧　李　淼　李义松　李方旭

李玉柱　李正斌　李亚楠　李军武　李红梅

李宏泽　李建平　李晓东　李晓辉　李鹏辉

杨玉龙　杨雪彬　吴先平　吴洪涛　宋震宇

张　平　张　芳　张　侗　张　挺　张　科

张　峰　张云瑞　张亚乐　张超云　张新响

陈　杰　陈　革　陈丹丹　陈宏灿　陈群英

武　楠　岳瑞文　金　凯　周　夏　周克飞

周丽霞　庞　鑫　庞国胜　庞勇杰　庞晓斌

郑晓东　孟　彦　孟红军　赵子云　赵庆华

赵海燕　胡　权　胡永召　胡欢欢　胡秀云

胡雪丽　南凤尾　柳国斌　柳忠全　闻海军

娄　静　姚沛雨　钱　莹　徐艳芬　高言歌

郭　辉　郭乃刚　黄　洋　黄亚丽　曹秋平

曹禄生　龚文江　章津铭　寇志雄　谢卫平

靳胜利　鲍玉晓　翟玉民　翟纪功

编撰办公室主任　韩建涛

编撰办公室副主任　王凯锋　庞　鑫　吴洪涛

本书编委会

主　编　杨玉龙　刘　辉　张　海　柳国斌
　　　　楼正亮

副主编（按姓氏笔画排序）

　　　　王　珂　王志强　伦琦星　张子方
　　　　娄　静　赵立杰　袁　峰　顾连杰

编　委（按姓氏笔画排序）

　　　　王瑞华　王瑞阳　冯　涛　冯玉霞
　　　　巩洋阳　刘津铭　李亚楠　李晓华
　　　　李慧新　张　岩　张亚乐　范柳笛
　　　　岳瑞文　赵子云　索芳芳　原焕勇
　　　　曾杨玲　路　璐

良工不废外治

——代前言

中医外治法是中医学重要的特色标志之一。在一定程度上讲，它既是中医疗法乃至中医学的起源，也是中医药特色的具体体现。中医外治法经历了原始社会的萌芽、先秦时期的奠基、汉唐时期的发展、宋明时期的丰富、清代的成熟以及当代的完善与发展。尤其是近年来，国家中医药管理局高度重视对中医外治法的发掘、整理与提升，并且将其作为中医医院管理及中医医院等级评审的考评指标之一，极大地推动了中医外治法在临床中的应用和推广。中医外治法与内治法殊途同归、异曲同工，不仅可助提临床疗效，而且可以补充内治法的诸多不足，故自古就有"良工不废外治"之说。因此，中医外治法越来越多地得到各级中医管理部门、各科临床一线医护人员的高度重视和青睐。

近年来，中医外治法的发掘、整理、临床应用研究虽然受到高度重视，但惜于这许许多多的传统与现代新研发的外治疗法散见于各个期刊、著作等文献之中，不便广之，尤其是对于信息手段滞后及欠发达地区的基层医务人员来说，搜集资料更加困难，导致临床治疗手段更是受到了极大的限制。为更好地将这些疗法推广于临床各科，更好地弘扬中医特色外治疗法，在上海高品医学激光科技开发有限公司、河南裕尔嘉实业有限公司的支持与帮助下，我们组织了全国在专科专病领域对外治法有一定研究的 50 余家中医医院的 260 余位临床专家编撰了这套《当代中医外治临床丛书》。本丛书以"彰显特色、简明扼要、突出实用、助提疗效"为宗旨，每册分为概论和临床应用两大部分。其中概论部分对该专病外治法理论基础、常用外治法的作用机制、提高外治临床疗效的思路与方法以及应用外治法的注意事项五个方面进行阐述；临床应用部分以病为纲，每病通过处方、用法、适应证、注意事项、出处、综合评按六栏对药物外治法、非药物外治法进行详细介绍。尤其是综合评按一栏，在对该病所选外治法进行综合总结分析的基础上，提出应用外治法的要点、心得体会、助提疗效的建议等，乃本书的一大亮点，为读者正确选用外治方法指迷导津，指向领航。本套丛书共分为内科、外科、妇科、儿科、五官科、皮肤科、男科、骨伤科、肛肠科、康复科十大类 20 个分册，总计约 300 万字。其中，书名冠以"××法"，实一方为一法。希望本套丛书的出版能为广大中医、西医、中西医结合临床工作者提供一套实用外治疗法参考书。

由于时间仓促，书中难免有不足之处，盼广大读者予以批评指正，以利再版时修订完善！

庞国明

2021 年 3 月

编写说明

在远古时候，人们在狩猎及寻找食物的过程中，会与野兽搏斗或发生部族之间的争斗，因此外伤是很常见的。起初，人们只是随便用树叶、草茎、泥灰涂敷在伤口上，久而久之，发现某些植物的叶、茎对伤口有特殊的治疗作用，从而发现了一些外用药，积累了药物外敷的经验。

当受伤部位出现疼痛和肿胀时，人们会本能地用手在受伤部位抚摸，这些简单的动作可以起到散瘀消肿、减轻疼痛的作用，这可以说是按摩法的起源。

在外伤出血的情况下，人们会用手指在伤口周围压迫，或用泥土、捣烂的植物茎叶涂敷于伤口上。在这种下意识的简单处置过程中，人们逐渐发现某些植物具有止血作用，从而产生了最初的治疗体表出血的方法。

在原始人开始使用火之后，逐渐发现在烧石取暖的过程中，因受寒湿引起的疾病得以减轻，从而开始有意识地用这种方法治疗寒湿疼痛等症，这就是热熨的起源。

随着生产工具的改进以及原始人类与疾病作斗争的经验积累，人们逐渐掌握了用兽角、棘刺、甲壳、兽骨、鱼刺等作为工具在人体上进行去除异物、开放脓肿、施行放血等外科手术。据考证，原始人曾用燧石刀切除脓肿或施行剖腹产、截肢、穿耳、穿鼻及穿颅术等外科手术。

　　本书收录了16种中医外科常见疾病的外治法，旨在为一线中医外科从业者们提供可供选择的治疗方案，重在实用，如果说本书对于从事本专业读者有点参考价值的话，编著者们将倍感欣慰。

　　由于水平所限，本书尚有不足之处，请读者批评指正。

编　者

2020 年 12 月

目　录

第一章◎概论

第一节　外科疾病外治法的发展历程　/ 2

第二节　外科疾病常用外治法　/ 10

第三节　外治法的作用机制　/ 22

第四节　提高外治法临床疗效的思路与方法　/ 27

第五节　应用外治法注意事项　/ 29

第二章◎临床应用

第一节　乳痈　/ 34

第二节　乳癖　/ 43

第三节　疖　/ 49

第四节　痈　/ 54

第五节　疽　/ 61

第六节　面部疔疮　/ 68

第七节　颜面疔肿　/ 76

第八节　臁疮　/ 80

第九节　压疮　/ 87

第十节　红丝疔　/ 93

第十一节　蛇头疔　/ 99

第十二节　丹毒　/ 104

第十三节　血栓闭塞性脉管炎　/ 109

第十四节　烧伤　/ 117

第十五节　虫咬蜇伤　/ 123

第十六节　胆石症　/ 127

第一章

概论

第一节 外科疾病外治法的发展历程

医学的发展有其内在的连续性。中医外科外治法也遵循着由发生到发展、由简单到复杂、由低级到高级这一总的发展规律而日趋完善。外治法来源于长期的医疗实践，是中医学的重要组成部分，也是中医外科学的一大特色。外科之所以不同于其他临床学科，重视与强调外治法是主要原因。《医学源流论》云"外科之法，最重外治"。其治疗范围不仅限于外科疾病，对于内科、妇科、儿科、五官、骨伤科等疾病也有很好的治疗效果。这里拟从起源、成形、发展、提高、创新等 5 个阶段来概述中医外科外治法的发展简史。

一、起源

在原始社会，人们穴居野处，生活困难，生产力很低，但为了生存，就必须与自然环境和凶禽猛兽等进行斗争。原始人的这些生存斗争，很容易使机体遭受侵袭和伤害，破皮、伤肉、出血、感染等病变就颇为多见。对于这些外疡创伤，人们总要想方设法去进行各种简单的处理，自然地产生了外科的外治法。比如：身体刺入异物，拔除后感到比较舒适；在应用树叶和野草外敷创面的过程中，便发现了一些外用药物能止血、止痛等；污染伤口进行简单的清洗，可以缓解病情，便产生了清创的方法；身体某一部位偶然地被尖锐物体刺痛，却能减轻或消除其他部位的疼痛，便产生了针刺的尝试，等等。这种起初偶然的自发行为，经过无数次的重复，长时间的反复检验，保留和发展了行之有效的处理方法，便逐步形成了人们有意识地进行外科原始的简单清创、止血、排脓、外敷药物等。这样原始阶段的外科外治法就自然地萌发了。

自有人类以来，就有了医疗活动，而最初的医疗活动应是以治疗外疡损伤为主的。根据考古学的研究，大约在 50 万年前的北京人就学会了用火，掌握了火的运用，不但对取暖抗寒，变生食为熟食有着重大的意义，而且对外科的熨疗、灸法也有重要的启迪。人类在长期的实践中，逐渐体会到局部加温还可以治疗某些外科病痛，这就是原始的熨疗。以后，又经过反复的应用，不断地改进，在加温治疗的实践中，发现用树枝或用"药物"，作燃料对局部进行温热刺激，可以消散早期肿疡，这便形成了灸法。进入新石器时代，人们就能够制造出较为精细的工具——石器，并出现了医疗专用的器具——砭石。这种原始的医疗器械曾被广泛地应用于痈疡的切开排脓和刺破放血等方面。

二、成形

随着社会生产力的发展，人类创造了文字，医学经验的积累就有了突破性的发展。在公元前 1300 年左右，甲骨文中有疾自（鼻病）、疾耳、疾齿、疾舌、疾足、疾止（指或趾）及疥、疟等外科病名的记载。周代出现了医事分工，标志着中医进入了按门类发展的阶段。如《周礼·天官》载："疡医掌肿疡、溃疡、折疡、金疡，祝药劀杀之齐。凡疗疡以五毒攻之，以五气养之，以五药疗之，以五味节之。""祝药"就是敷药；"劀"，就是刮去脓血；"杀"，就是腐蚀恶肉或剪去恶肉；"齐"可以理解为疮疡平复，也可以认为是剂型。"五毒"，据郑玄注："今医人有五毒之药，合黄堥、置石胆、丹砂、雄黄、矾石、磁石其中，烧三日夜，其烟上着，以鸡羽扫取以治疡。"即是外科丹药炼制和应用的最早记载。《周礼》这段话初步简述了治疗外疡的方法，是以外治法为主的，有外敷药物法、腐蚀药物法、手术疗法等，对外治药物的配制及应用也积累了一定的经验，说明此时的外治法已初具雏形。

1973 年出土的马王堆《五十二病方》是我国迄今为止发现最早的临床医学文献，外科内容最多，有感染、外伤、冻伤、烧伤、破伤风、诸虫咬伤、痔漏、肿瘤、皮肤病等 38 种之多。在治疗痔瘘病方面，载有精巧的手术方法，如"牡痔，有蠃肉出，或如鼠乳状，末大本小，有空（孔）其中。口之，疾久（灸）热，把其本小者而鏊绝之"，是对痔核脱出或直肠息肉根蒂小者，先烧灼后再结扎掞断的治疗方法；"牡痔居窍……以小角角

之 …… 絜以小绳，剖以刀"，是对血栓痔，先用拔火罐（角法），使痔内容物突出，再用绳结扎，使局部血运阻断，不再出血，再用刀剖割，剥离已形成的血栓的治疗方法；还载有以古代探针"滑夏铤"徐徐插入牡痔瘘道，并有意识地搔爬，使之出血，以破坏瘘管壁组织，造成新鲜创面，以促进愈合。然后在地面挖深半尺、广三寸的坑，坑内覆盖布，置药生烟，病人坐下，让药烟熏，使药物能渗入瘘管壁而更易取效的痔瘘搔爬术的综合疗法。这些治疗方法，在世界医学史上也居领先地位，开中医外科痔漏手术疗法的先河。《五十二病方》还载有用酒剂止痛和消毒的可贵资料，如对犬咬伤"令人以酒财沃其伤"，是外用醇酒进行冲洗伤口，具有一定的消毒、杀菌、止痛作用，是酒剂外用的最早记载。另外还有药物外敷法、清洗创伤法、药浴及熨、砭、灸、角、熏、摩等多种外治法。从这些丰富的实践经验中，古人初步掌握了这些外治法的应用方法、适应证及注意事项。

《内经》中，对痈疽有了较详细的论述，介绍了针、砭、敷、摩、截趾术、熏洗等多种外治方法，并用"豕膏"外敷治疗某些外科病，开现代膏药之先河。总之，我们的祖先在古代表现出了高度的聪明和智慧，创造了丰富多彩的外治方法，并在医疗实践中不断充实，逐步成型了不少当时保持世界先进水平的外治法。

三、发展

从汉到唐，历代医家和劳动人民在防治外科疾病过程中，继承了前人的丰富经验，又创造了许多简便有效的外治法，散见于各种中医书籍中，并且在民间广泛流传，随着医疗实践的深入而不断发展。

东汉张仲景继承和发展《内经》《难经》等，撰写了理法方药比较完备的《伤寒杂病论》。他虽以伤寒证治而闻名，但在外科学的发展上也有突出的成就，对肺痈肺脓肿、肠痈阑尾炎等外科疾病有记述。《金匮要略》首载："浸淫疮（相当于急性湿疹），黄连粉主之。"又如以蛇床子粉、苦参汤治疗阴部及黏膜部位疾患等，至今沿用不衰。

东汉华佗有外科鼻祖之称，他创立用酒服麻沸散，为病人开腹浣肠。除麻醉技术外，华佗在外科手术方面也特别突出。据后汉书记载："若疾发结于内，针药所不能及者，乃令先以酒服麻沸散，既醉无所觉，因刳破腹背，抽割积聚；若在肠胃，则断截湔洗，除去疾秽，既而缝合，敷以神膏，四五日创愈，一月之间皆平矣。"由此可见，华佗当时的外科手术技术已经相对成熟。

晋末出现了我国现存第一部外科专著《刘涓子鬼遗方》。全书共收 151 方，其中外治膏方就有 69 方，薄贴有 6 方，还记载有薄贴法、围药法、洗渎法、祛腐生肌等多种外科外治方法，具有很强的实用价值。《刘涓子鬼遗方》对痈疽的辨证论治，尤其详尽，可称为现存我国最早的一部外科痈疽及金疮方面的专著。书中记载了辨脓的有无、切开排脓法等诊治痈疽的方法。其开刀排脓的处理方法，也至今为外科临床所遵循，书中火针的运用，也是绝脓术的一大发展。

晋代葛洪所著的《肘后备急方》对外科外治法也有很大贡献。如用狂犬脑外敷伤口治疗狂犬病的方法，实为免疫疗法的先河；还记载有压迫烧灼止血、清创、引流、导尿、灌肠、穿刺等外科急诊治疗技术，可谓现代外科急救治疗的雏形。其中有对各种原因引起的创伤及脓肿用酒洗、醋水洗、"煮黄柏洗之"等清洗疮口的办法，并体现出其辨证施治的指导思想，如"若是热，即取黄柏、黄芩一两切作汤洗之""若有息肉脱出，以苦酒三升，渍鸟啄五枚三日以洗之"。此外，该书还记载了大量中医外用膏药，如续断膏、丹参膏、雄黄膏、五毒神膏等，并说明了其具体制法。

隋代巢元方的《诸病源候论》对断肠处理已有相当的经验，"肠两头见者，可速续之，先以针缕如法连续断肠，便取鸡血涂其际"；并载有血管结扎、拔牙术等。唐代孙思邈的《备急千金要方》载有发背初期用冷熨法，瘘管初期用纸捻引流，脓肿用水蛭或火罐吸脓，并开展了连体婴分离术、五官整形术等，对中药外用剂型也进行了丰富与补充。孙思邈对灸疗作了进一步阐述，还发明了香豉灸法，"痈疽已溃未溃，用香豉三升，入少许水捣成泥，照肿处大小作饼，厚三分，疮有孔，勿复孔上，灸之"。

从以上可以看出，这一时期的外治法在之前的基础上有了较大的发展，主要表现为对前代灸法、摩法、熨法、熏法及药物外敷等外治法的认识更为深刻和具体；同时，外科手术疗法也得到进一步的发展，普遍采用了清洗创口、脓肿引流等措施，还出现了肠脱出复位术、肠吻合术、切除术、血管结扎术、葱管导尿术等。

四、提高

宋元时期，由于科学文化的发展，成为中国医学史上一个高度发展的时期。此时期医学的一个显著特点是学术思想极为活跃，医学研究走向深化，这一特点也相应地反映在中医外科学的发展中。对外科疾病的认识及理、法、方、药知识更加丰富，出现了很多医学著作，其中记载了大量外治疗法，并出现了以"外科"命名的专著。又由于活字印刷术的发明与使用，为古医籍的流传和发展奠定了重要基础。

《太平圣惠方》中应用淋、浴、熨、摩、膏药等外治疗法治疗外科、骨伤科疾病等，并首创用"贴熁药"。其中有结扎疗法的记载："用蜘蛛丝缠系痔不觉自落"，还有如用砒剂治疗痔疮，用蟾酥酒止痛，烧灼法止血、消毒手术器械等都是宋代的新经验。膏剂发展到此时，制法和应用都日渐完善，如现代外科名膏生肌玉红膏、润肌膏等和《和剂局方》中的当归神效膏就有渊源关系。

《卫济宝书》为外科著作，载有掺药、软膏、膏药、熏洗药等；治疗痈疽发背，很重视应用灸法。"已溃者，捻子试之""疮已溃，须用好厚纸作一合索捻子，捻入……""以油捻子塞之……可以尽毒"。《济生方》指出：治疗疔疮，用针刺破，"以蟾酥追毒丹，纳针孔中，仍以纸捻送下……其上封以乳香膏，四旁肿处，敷以乌龙膏……两三日疮溃，拔去，仍覆以乳香膏，脓尽生肌"。这种药捻引流，同时结合外敷药，具有提脓拔毒、祛腐生肌和排脓引流作用，仍为现代临床治疗外科化脓性感染疾病常用的重要治疗方法。

李迅所著《集验背疽方》，是治疗外科背疽的专著，介绍有多种外治疗法。创造了新的灸法：背疽初起，用大蒜、淡豉、乳香作饼，上铺艾灸，以促进痈疽消散。陈自明《外科精要》强调外证与脏腑的密切关系，对灸法进行了深入探讨，指出"凡治痈疽发背疔疮，不痛者，必灸使痛；痛者，必灸使不痛"，提出了痈疽脓成用替针丸疮口自开的外治代刀法，至今仍是临证上对畏刀针、体虚病人有效的排脓之法。

元代朱丹溪指出乳痈之发生原因，是由于"窍不通而乳汁不得出"的关系，故他在防治措施上强调"初起应忍痛，揉令稍软吮令汁透，自可消散。失此不治，必成痈疖"。这些理论和防治方法都是符合科学原则的。元·齐德之所著《外科精义》，系统整理了砭、镰、熵、灸、洗、针烙、追蚀等外治大法，并对各种方法的定义、适应证、使用方法和作用原理均作了科学的论述，对后世影响颇大。他为了疮疡深处给药，还创造了与现代注射器相似的银制筒子针。结合张子和创漏针穿刺放阴囊积水，不难看出金元时期医家在创制外科医疗器械方面的思想十分活跃。

在外科手术方面，元代危亦林《世医得效方》载"肚皮裂开者，用麻缕为线，或捶桑白皮为线，亦用花蕊石散敷线上，须用从里重层缝肚皮，不可缝外重皮，留外皮开，用药渗待生肉"，其方法、步骤和要求的科学性又有所改进和提高，外科手术成功率也随之提高。并记有现今世界上最早的全身麻醉方，本书对麻醉药的组成、剂量、适应证、使用方法均有具体说明。麻醉剂的正确使用，对开展外科手术有着重要的意义。

宋元之后，外治法得到了进一步的提高，形成了理论和实践互相结合的一套完整的外科不可或缺的疗法。这时，外科各种外治方法已基本具备，砭法、针法、灸法、洗法、引流法、切开法、外敷膏药法、药物腐蚀法等都广泛地应用于外科疾患；现在临床上使用的各种外治法，大都可在这一时期找到源流。这一时期的外治法从实践中初步升华到了理论的高度，对实践的指导更有力，运用更自如，为外治法的进一步完善奠定了坚实的基础。

五、成熟

明清社会比较稳定，经济高度发展，医学水平有了明显提高，中医外科理论和实践经过长期的历史检验和积淀，至此臻于完善和成熟，是中医外科的鼎盛、成熟阶段。随着中医外科的全面发展，外科外治法也进一步发展成熟，不但许多外科专著问世，而且有关外治法的内容较前大为丰富和完善。

陈实功的《外科正宗》（1615 年）是一部比较完善的、重要的中医外科学专著。该书进一步总结了外科外治疗法，对痈疽疮疡的治疗很重视外治疗法，除使用药膏、膏药、药条、生肌散等外，并广泛使用灸法、熏洗法、热熨法、热敷法、药筒拔法、神灯火照法、绷缚背疮法等疗法。而且常将这些外治疗法结合起来应用，以提高疗效。书中载有 14 种手术，下颌关节复位术、喉颈吻合术、指关节离断术、腹腔穿刺排脓术等都有实用价值。此外，他还用竹筒吸脓汁，用枯痔散、挂线法等治疗痔疮，用火针、枯瘤法等治疗瘰疬、肿瘤。李时珍的《本草纲目》收集了明代和明代以前的单方、验方一万余首，其中对外科疾病痈、疽、疖、疔、乳房病、肛门病，以及外伤、骨折和皮肤病等均重视应用外治疗法。

吴谦等编著的《医宗金鉴·外科心法》对中医外科基本理论、基本技能及内外并治等方面进行了全面总结，至今是习外科者必备的参考工具书。书中记载的主要外科外治疗法有：灸法、针法、烙法、药筒拔法、熏洗法、贴敷法（药膏、膏药）掺药法等，并且初具外治消、腐、收三大法则。这对外治法的归类是一大进步，对临床的指导意义很大。

清代出现了有关论述外治法方面的专著，如赵学敏的《串雅外编》可以说是对中医外治法一次较为系统的总结。赵学敏《串雅外编》用一整章的篇幅专门收集了流传在民间的外治法，计有针法门、灸法门、熏法门等九门一百二十种具体方法。这是一次广泛搜集，博采众方的有价值的工作，起到了收集资料，保存资料的可贵作用，其中不少外科外治法具有"简、便、验"的特色。这一时期有关外治法方面的内容大多还散见于各种医学书籍中。

特别提出的是，吴师机著的《理瀹骈文》（1864 年），为我国外治疗法代表性专著，总结了清代以前我国应用外治疗法的宝贵经验。该书对以膏药疗法为主的数十种外治疗法作了详尽的介绍，用于治疗内、外、妇、儿等许多疾病，内容极为丰富，使外治疗法更加完善并形成独特的治疗体系。吴师机指出："外治之理，即内治之理，外治之药，亦即内治之药，所异者法耳。"提出外治法可以"统治百病"，为后世中医药外治法的应用开拓了法门。

此外，还有许多著作，均各有特点，对外科外治法均有不同的探讨和论述，从各个不同的角度对外治法的发展有所贡献，使宋元时期总结的外治法日趋完善，更加细密。这一时期的外科外治法在前段发展的基础上，更重视局部与整体的关系，普遍运用辨证施治的外用法则，更注意外治与内治的结合，内治外治并举；在外治药物方面，也取得了前所未有的成就，并从实践与理论结合上得到较为全面的论述。

六、创新

近代"西医"传入我国，开始形成了中医、西医两种医学共存的情况。当此之时，不少有识之士汇集中、西医精华，力主融汇、贯通中西医二家之说。在中医外科外治方面，许多医家开始在药物应用、临床治疗上吸收西医有效的方法。

张山雷所著《疡科纲要》可谓此时期的代表性著作，他认为中医外科具有"未成可消，已溃可敛，退毒围毒，散肿化坚，提毒止痛，祛腐生新"的作用。《疡科纲要》首次提倡外科膏药"摊于西法之脱脂棉纱上"，并且书中首用西医外治药，如氧化锌软膏、碘酒、水杨酸、苯酚、硼酸、甘油和凡士林等。另外，余无言所著《实用混合外科学总论》、汪洋所著《中西外科学讲义》《中西皮肤病学讲义》等都是此时期的著作。中医外科在保留自身特色的基础上，吸纳西方科技的新理念、新方法，走上了开放式发展道路。无论从治疗疾病的种类、应用方法，还是所取得的显著疗效，均突破了传统中医疮疡外治法的范围，这是外科外治疗法在中医外治疗法基础上的发展和提高。

新中国成立以后，随着中医药的复苏及医学科学技术的发展，中医外科学进入了一个新的历史发展时期。队伍建设、人才培养、科学研究、专科专病建设等，均取得了可喜的成就。中华中医药学会外科分会及外治法、疮疡、皮肤、肿瘤、周围血管病、肛肠病、乳腺病、泌尿男性病、急腹症等专业委员会的成立，为广泛开展中医外科学术交流、促进中医外科各专业学科的繁荣创造了条件。有关中医外科外治方面的著述也日益增多，并创制了不少疗效确切的外治方药。曲祖贻的《中医简易外治法》、黄宗勖的《常见病中草药外治疗法》、贾一江等编著的《当代中药外治临床大全》、尚德俊的《外科外治疗法》《外科熏洗疗法》、赵尚华的《中医外科外治法》等著作，都对外科外治疗法作了整理和总结。

临床应用上，在治疗血栓闭塞性脉管炎、硬皮病、红斑狼疮、银屑病、大面积烧伤、骨髓炎、结核性瘘管等疾病中显示中医外科外治法充满活力。外科外治方药的制备、使用，更加合理，剂型更加全面，组方更严密，疗效更可靠。近代学者应用外治疗法治疗外科疾病的大量临床报道，内容相当丰富，经验十分宝贵。中医外治疗法在前人经验总结的基础上，也吸收了现代科学技术的创新成果。上海龙华医院中医外科在顾云岩、顾筱岩、顾伯华等人的带领下创制的拖线疗法和中药滴灌介入法，对于各类复杂性窦道及瘘管疗效显著。北京中医医院外科在赵炳南、房芝萱、王玉章等名老中医带领下，研制了朱红膏纱条、烫伤Ⅰ号纱条、铁箍散软膏等，应用蚕食清创法、渍渍法治疗糖尿病足、下肢溃疡等疗效显著。天津地区以津沽中医外科为依托，在中药促进溃疡愈合研究方面提出了"腐去肌生，肌平皮长，给邪出路"的学术思想，对生肌橡皮膏机制研究、糖尿病血管病变机制研究等多有阐发。南京市中西医结合医院外科以瘰疬和骨痨为专科特色，拟定了"外治八法"，即贴敷消散法、祛腐拔管法、提脓生新法、平胬通络法、生肌收口法、微波照射法、超声药物透入法、中药熏蒸法。

中医外科外治法适应新形势，不断吸收最新科学技术成果，不断创新，展现出大有可为的前景。虽然中医外科外治法研究取得了不小的进展，但不可否认的是，其理论诠释和研究较其他专业基础相对薄弱，仍有待进一步发展丰富。面对新的机遇与挑战，我们应该重视历代文献的继承与发掘整理工作，秉承传统，弘扬中医学术精华，并在继承的基础上发展创新，使中医外科外治法更上一层楼，达到崭新境界。

第二节 外科疾病常用外治法

中医外科外治法是运用药物和手术，直接施于病者机体外表或病变部位，以达到治疗目的的一种方法。外科外治的方法很多，但历来外科外治方面的专著甚少，所以对外治法的分类尚欠统一。总的来说，各有特色，或简而有要，或备而不繁，或条分缕析，或详略分明，积累了宝贵的资料，为我们从不同的角度去研究提供了良好的条件。

一、药物外治法

1. 局部贴敷法

局部贴敷法是把药物研成细末，用水、醋、酒、蜂蜜、植物油、药液等调成糊状，或用呈凝固状的油脂（如凡士林等）等制成软膏、丸剂或饼剂，或将药末撒于膏药上，再直接贴敷患处，用来治疗疾病的一种治疗方法。局部贴敷法应用十分广泛，适用于多种外科疾病，对于疮疡初期、已成、溃后均适用。局部贴敷可保护溃疡创面，避免外来刺激和感染，对肿疡起到消肿定痛，对溃疡起到提脓祛腐、生肌收口的作用，具体因方药的不同而发挥不同的功效。

2. 穴位贴敷法

穴位贴敷法是以中医经络学说为理论依据，把药物研成细末，用水、醋、酒、蜂蜜、植物油、药液等调成糊状，或用呈凝固状的油脂（如凡士林等）等制成软膏、丸剂或饼剂，或将药末撒于膏药上，再直接贴敷穴位。临床多将药膏配合压敏胶布使用。穴位贴敷药物通过穴位渗透皮肤进入经络，导入脏腑直达患处，激发全身的精气，起到沟通表里、调和营卫、宣肺化痰、止咳平喘、健脾益肾、调整阴阳的作用。穴位贴敷适用于临床多种疾病，具体根据所选穴位及药物的不同而有不同的功用。

3. 穴位注射法

穴位注射法又称"水针疗法"，是以中医理论为指导，选用相应的穴位和药物，并将药物注入穴位内，以发挥经穴和药物综合效能的治疗方法。穴位注射法操作简便，易学易懂，节省药物，疗效可靠，常用于疖肿、乳痈、疒腮等外科炎症疾病及一些瘙痒性疾病。施术时严格遵守无菌操作规则，防止感染。要小心谨慎，避开血管、肌腱、神经及内脏器官。

4. 局部注射法

局部注射法是将药液注射入患处结节、黏膜下或血管内等部位的治疗方法。此法能够使药物不受胃肠消化和肝脏代谢的影响，直接迅速到达患处发挥作用。临床上多用于瘰疬、发颐、息肉痔、脱肛等疾病。注意局部消毒后注射，注射药物应均匀、充分。

5. 箍围消散法

箍围消散法是运用活血、行气、祛风、解毒、消肿、定痛等药物调制成糊剂，贴敷于患处，使疮毒收束，不致扩散，证势轻者可以消散，证势重者可使毒气结聚，疮形缩小高突，促使早日成脓和破溃的方法。即使破溃后，余肿未消者，亦可用它来消肿，截其余毒。凡外疡不论初起、成脓或溃后，肿势散漫不聚而无集中之硬块者，均可使用，能使疮疡消散于无形，缩短疗程。

6. 湿敷疗法

湿敷疗法是用纱布蘸药汤敷患处来治疗疾病的一种方法。湿敷疗法具有抑制渗出、收敛止痒、消肿止痛、控制感染、促进皮肤愈合等作用，适用于多种疾病。临床分为冷湿敷、热湿敷，其中冷湿敷适用于皮肤充血水肿糜烂渗液等，热湿敷适用于各种炎症的早期治疗。

7. 熏洗疗法

熏洗疗法是将药物煎汤趁热在皮肤或患处进行熏蒸、淋洗和浸洗的治疗方法。熏洗疗法借助药力和热力，通过皮肤、黏膜作用于机体，促使腠理疏通、脉络调和、气血流畅，同时具有清洁疮口、解毒排脓、生肌收口、活血止痛、祛风止痒的功效，达到预防和治疗疾病的目的。一般先用药汤蒸汽熏，待药液温度适宜时再洗。熏洗过程中应严格控制好药温，一般为50~60℃，以局部皮肤红润及病人自感舒适为宜，切不可过高，以免烫伤皮肤，也不可过低，以免影响疗效。

8. 熏蒸疗法

熏蒸疗法是以中医理论为指导，将中药煮沸，通过药液蒸发的气雾进行熏蒸，借药力热力直接作用于所熏部位，以达到治病、防病、保健目的的治疗方法。熏蒸疗法多选用具有温通血脉、消肿止痛、解毒排脓、杀虫止痒等功效的药物，通过熏蒸促进药物渗透，扩张局部血管、促进血液循环。

9. 药捻引流法

药捻引流法是将腐蚀药加赋形剂制成线香状的药捻插入细小的疮口中或瘘管内，或者使用导管、扩创术等方法，使脓液向外畅流的疗法。本法借助药物及物理作用，使脓液向外畅流，并可以探查脓腔的深浅、大小。适用于脓腔过深过小，或有袋脓，脓液不易排出者，常用于疖、瘰疬、痈疽等疾病。另外药线、导管插入疮口内引流时，应注意留出一小部分在疮口外，再予以膏药或敷料固定。

10. 提脓祛腐法

提脓祛腐法是指用手术方法或使用提脓祛腐的药物制成适当的剂型施于疮疡，促使疮疡内蓄之脓毒早日排出、脓腐物质脱落的治疗方法。古称"追蚀法"。"提脓祛腐"既是一种治疗方法，也是体表溃疡外治法中的一个重要指导原则。凡肿疡后期，脓毒不泄及溃疡初期，脓栓未落，死肌腐肉未脱，或脓水不净，新肉不生或形成瘘管，久不愈者，均可选用本法。应用提脓祛腐法时，应严格控制剂量和用法，不宜长时间持续使用。如果出现药物过敏，应立即停用。

11. 挂线法

挂线法是指采用药制丝线、纸裹药线、医用药线、橡皮筋线等材料，通过刺激、慢性勒割来切开瘘管的一种治疗方法。使用之后，利用线的紧力及药物的作用，促使气血阻绝，肌肉坏死，达到切开的目的，同时也可起到引流的作用。凡形成瘘管者，或疮疡溃后，脓水不净，疮口过深，或疮生于血络丛处而不宜采用切开手术者，均可使用。

12. 拖线法

拖线法是将祛腐生肌药物掺于丝线或纱条上，用球头银丝探针导引，贯穿于窦瘘中，通过来回拖拉摩擦，将药物置于管腔内，并全方位刺激窦瘘管壁的治疗方法。本疗法是在传统药捻疗法与挂线疗法的基础上创立的。拖线疗法通过调整局部功能，既利于脓腐化脱，又有助于新肌生长，从而达到促使窦瘘创面逐渐愈合的目的。常用于窦瘘、粉刺性乳痈、乳漏等疾病。

13. 灌注法

灌注法是指通过药物缓慢滴灌入窦道等部位来治疗疾病的一种方法。根据选用药物的不同可起到抗炎止痛、促进创面修复等作用。本法适用于某些形成窦道的疾病，如瘰疬、乳痨、乳漏、窦道等。

14. 生肌收口法

生肌收口法是将具有解毒、收敛、生肌作用的药物掺敷于疮面上，促使疮面快速愈合的治疗方法。使用本法须注意掌握时机，若溃疡面腐肉不尽，脓水不断，不可早用，宜化腐生肌。否则反增溃烂，延迟愈合，或因腐肉未尽而使疮面愈合留下后患。所以，临床上提脓祛腐法和生肌收口法常配合使用，凡溃疡腐肉已脱，脓水将尽时，肉芽生长迟缓者，均可使用。

15. 药浴疗法

药浴疗法是利用洗浴和熏蒸的方法借药力和热力直接作用于患处而发挥药效的一种治疗方法。药浴疗法具有清洁疮面、抗炎止痒、软化痂皮的作用，可促进坏死物质脱落，扩张血管，促进血液和淋巴循环，消除或改善局部组织的瘀血和缺氧状态，促进疮面愈合。同时借浴水的温热之力及药物本身的功效，使周身腠理疏通，可起到祛风除湿、温经散寒、疏通经络、调和气血等功效。本法常用于肛肠科疾病的治疗，如肛裂、肛漏、肛痈、痔病，也可用于糖尿病坏疽、湿疹等。

16. 灌肠法

灌肠法是把药液灌入肠道内用以治疗疾病的一种方法。灌肠能刺激肠蠕动，软化、清除粪便，并有供给药物、营养、水分等治疗目的。所以，灌肠又分为清洁灌肠和保留灌肠。多用于肛肠科疾病，如溃疡性结肠炎、痔疮、息肉痔、肠痈、久痢等。某些妇科病、男科病也可斟酌使用。

17. 塞药法

塞药法是指将药物或制成便于塞入形状的制剂（如栓剂、锭剂、丸剂等），塞入二阴、孔窍内治疗疾病的方法，如塞耳法、塞鼻法、塞肛法、塞阴道法等。塞入药物，应根据病情严格把握用量及使用时间，以保安全；塞入药物也不可过深，必须便于及时取出。

18. 冲洗法

冲洗法是指通过药物煎汤冲洗疮面、管腔、肠道等部位来治疗疾病的方法。如不慎烫伤后，可用冷水反复清洗。用药液冲洗局部，可清除脓液，洁净疮口，以促进愈合。

19. 脱管法

脱管法是应用纱条或药捻等局部腐蚀、治疗窦道或瘘管的方法。将纱条或药捻塞窦道深部，次日或隔日取出纱条，分泌物粘连在纱布条外围随纱条拔出。注意如果窦道深处有坏死组织或异物，应及时除去。

20. 含漱疗法

含漱疗法是将药物煎成药液后，用药液漱口来治疗疾病的方法。通过药液与口腔黏膜直接接触，发挥清热解毒、祛腐除脓、清洁口腔等作用。适用于口腔及咽喉疾病。

21. 噙化疗法

噙化疗法是将药物噙在口中，含化用以治病的方法。噙化即含化，又称噙含。其作用一是药物直接作用于病位治疗口腔疾病；二是通过口腔黏膜和舌下静脉直接吸收，取效迅速，可用于救治冠心病、心绞痛、心肌梗死等。

22. 膏剂外搽法

膏剂外搽法是指将药物与油类等基质煎熬或搅匀成软膏后涂抹于患处的治疗方法。临床上，膏剂的基质有猪脂、羊脂、松脂、麻油、黄蜡、白蜡以及凡士林等。膏剂柔软、滑润、无板硬黏着的感觉，尤其对病灶在凹陷折缝之处者，或大面积溃疡者，膏药更为适宜。适用于肿疡、溃疡糜烂结痂渗液不多者，粉刺、烧伤、冻疮等。

23. 酊剂外擦法

酊剂外擦法是指把生药浸在酒精里或把化学药物溶解在酒精里而成的药剂，用酊剂治疗疾病的方法则成为酊剂疗法。对于某些疾病可配合局部按摩，以促进药物吸收，如云南白药酊。

24. 油剂外敷法

油剂外敷法是将药末或中药提取物与植物油调制成油剂，外敷于局部或疮面的治疗方法。根据所选药物的不同，可分别发挥滋润创面、减少渗出、消肿止痛、促进创面愈合等作用。多用于烧伤、冻疮等，如有不良反应，立即停用。

25. 散剂外掺法

散剂外掺法是将药物研成细粉制成散剂，掺敷于患处以治疗疾病的方法。根据所选药物的不同，可分别发挥抗炎消肿、减少渗出、止痛、促进创面愈合等作用。可用于烧烫伤、皮炎等疾病。

26. 膜剂外封法

膜剂外封法是指药物与适宜的成膜材料经加工制成膜状制剂，使用膜剂涂抹于疮面，使局部形成保护膜，促进创面膜下愈合的治疗方法。使用膜剂可有效地保护、封闭创面，减少渗出，通过清热、解毒和抗炎作用，加速创面的愈合，缩小结痂面积等，多用于烧伤等疾病。成膜后应注意疮面要充分暴露，不可受压，不可剧烈活动。

27. 喷雾外喷法

喷雾外喷法是将药物制成喷雾剂，通过喷雾进行给药的治疗方法。可用于鼻腔、口腔、喉部、眼部、耳部和体表等不同的部位。根据所选药物的不同，可分别具有清热解毒、活血化瘀、收敛减渗、凉血镇痛、祛腐生肌等功效。

28. 中药面膜法

中药面膜法指将药物研成细粉，调成糊状，均匀地敷于面部成面膜型以防治面部疾病的方法。注意去膜后当日勿洗脸，以利于药物继续发挥作用，并避免强日光暴晒。

29. 热熨法

热熨法是将药物炒热、蒸煮后用布包裹，或将物品烘热后，直接放于患处热熨的一种治疗方法。一般寒证、阴证都可以用热熨疗法，如痈疽、乳痈、瘰疬、骨关节炎等。热熨时，病人体位应自然、舒适，温度要适宜，以病人能耐受为度，以免烫伤。

30. 热烘疗法

热烘疗法是指敷药或涂药后予适当热源加以烘烤的治疗方法。通过热力作用促进药力渗透，使局部气血流畅，腠理开疏，从而发挥活血化瘀、温阳散寒、通络止痛的作用。注意控制烘烤的时间及温度，每次不宜超过30分钟，温度要适宜，以病人能耐受为度，以免灼伤皮肤。

31. 药衣疗法

药衣疗法是将药物研末后置于衣物内，让病人穿着佩戴，以治疗疾病的方法。常见的药衣有背心、肚兜、护腰、护膝、胸罩等。使用时要将药衣紧贴病患处，以便药物发挥作用，并且需要保持一定的穿着时间，以确保疗效。

32. 中药超声透入法

中药超声透入法又称药物声透疗法、药物超声促渗疗法、药物超声导入疗法，是指利用超声波促进药物经皮肤或黏膜吸收的一种新型药物促渗技术。超声透入技术能促进药物有效地透过皮肤，直达病所，更好地发挥药效。现代研究表明，超声药物透入主要通过致热作用、机械作用、对流运输、空化作用来促进皮肤渗透性的增加，提高药物的利用率及疗效。

33. 中药超声雾化法

中药超声雾化法是利用超声雾化仪，破坏中药药液的表面张力和惯性，形成直径 $5\mu m$ 以下雾状分子，作用于患处以治疗疾病的方法。中药超声雾化是传统中药熏蒸与超声雾化结合的产物。目前广泛用于眼科疾病，如聚星障等。

二、非药物外治法

1. 灸法

灸法是借助灸火的热力在体表穴位或者患处上烧灼、熏熨，利用其温热性刺激，通过经络腧穴的作用来预防和治疗疾病的方法。通常以艾草最为常用，故而称为艾灸，另有灯火灸、天灸等方法。其中艾灸又分为艾炷灸、艾条灸、温针灸、隔药（物）灸等。灸法具有温经散寒、扶阳固脱、消瘀散结等作用，凡肿疡初起坚肿，特别是阴寒毒邪凝滞筋骨而正气虚弱，难以起发，不能托毒外达，或溃疡久不愈合脓水稀薄，肌肉僵化，新肉生长迟缓者，以及风寒湿痹等证，都可应用。应根据病情，选择适当的灸法。头面部、颈部不宜使用灸法。施灸时，热力要适当，以免灼伤病人的皮肤或烧破衣物。

2. 针刺疗法

针刺疗法是指在中医理论的指导下，把针具（通常指毫针）按照一定的角度刺入病人体内，运用捻转与提插等针刺手法来对人体特定部位进行刺激从而达到治疗疾病目的的方法。针刺疗法一般远离病变部位取穴，对于局部有感染、溃疡、瘢痕或肿瘤的部位，不宜针刺；对于有自发性出血或损伤后出血不止的病人，不宜针刺。针刺疗法通常与内治方法相结合，有助于临床疗效的提高。

3. 火针疗法

火针疗法是用火烧红的针尖迅速刺入穴内或患处，以治疗疾病的一种方法。火针针刺的深度要根据病情、体质、年龄和针刺部位的肌肉厚薄、血管深浅而定，以免刺入过深伤及脏器和重要组织。面部、血管和主要神经分布部位亦不宜施用火针，发热病人不宜使用火针。

4. 耳穴贴压法

耳穴贴压法是在耳郭穴位上用耳穴压丸等方法刺激耳穴，以达到防治疾病目的的一种外治法，是临床常用的一种简便安全的耳穴刺激法。压丸的材料多为王不留行籽、绿豆、莱菔子以及磁珠。耳穴压贴法是通过刺激，经过耳穴经络等的传导而发挥治疗作用，它还具有诊断、预防、治疗、保健四位一体的优点。本法能较长时间刺激穴位，也能及时调整，一定程度上弥补了针刺、药物的不足。

5. 刺络放血法

刺络放血法又称砭镰疗法、刺络疗法、泄血疗法、针刺放血疗法，是用针具或刀具划破人体特定的穴位或患处，放出少量血液，以治疗疾病的方法，具体可分为点刺、散刺、刺络等方法。一般适用于急性的阳证、实证，如疱疹、下肢丹毒、疗疮等。刺出血后，应待其流出微量自止，不可立即指压止血，并不可刺得太深，以免伤及经络等。

6. 拔罐疗法

拔罐疗法是以罐为工具，利用燃火、抽气等方法产生负压，使之吸附于体表，以治疗疾病的方法，又称药筒拔法，古称"角法"。拔罐借助施术时所产生的机械刺激（负压），具有宣通气血、拔毒泄热的作用，从而达到脓毒自出、毒尽疮愈的目的。本法一般适用于有头疽坚硬散漫不收，脓毒不得外出者；或毒蛇咬伤，肿势扩散，毒少不出者。操作前应对疮口进行常规处理，操作时要做到快、准、稳。

7. 推拿按摩法

推拿按摩法又称推拿，是指在中医理论指导下，用手在人体上按经络、穴位用推、拿、提、捏、揉等手法进行治疗的方法。推拿又有"按跷""跷引""案杌"等称谓，是一种非药物的自然疗法，一般分为直接按摩法和介质（药物）按摩法。目前临床上常将推拿按摩手法与理疗方法结合使用，适用于发颐、乳痈、乳癖、胁痛、疥疮等疾病。按摩前要修整指甲、热水洗手，同时去除指环等有碍操作的物品。按摩手法要轻重合适，并随时询问病人感受，按摩时间以每次 20~30 分钟为宜，并注意保暖。

8. 刮痧疗法

刮痧疗法是以中医经络腧穴理论为指导，通过特制的刮痧器具和相应的手法，蘸取一定的介质，在体表进行反复刮动、摩擦，使皮肤局部出现红色粟粒状或暗红色出血点等"出痧"变化，以治疗疾病的一种方法。有学者认为，刮痧是由推拿手法变化而来，具有调气行血、活血化瘀、舒筋通络、驱邪排毒等功效。刮痧疗法具有严格的方向、时间、手法、强度，以及适应证、禁忌证等要求，故应严格遵循操作规范或遵医嘱，不应自行在家中随意操作。

9. 截根疗法

截根疗法又称挑刺疗法，是现代中医的一种特效疗法，是用特制针在人体的腧穴、敏感点或一定部位挑刺，或挑出、挑断皮下白色纤维状物质（类似羊毛），集传统针灸、小针刀及传统截根术优点于一体的治疗方法。截根疗法具有行气活血、通经活络的功效，临床上常用于痔疮、疖肿、淋巴结结核等。操作时手术器械应严格消毒，并注意避开动脉血管。

10. 结套扎法

结套扎法是指用丝线、药物丝线或医用缝合线对所需除去组织进行套扎、打结，以治疗疾病的方法。结套扎法阻断局部血液循环，促使局部经络阻塞，气血不通，最终使组织坏死脱落。一般适用于瘤、赘疣、痔核、血栓闭塞性脉管炎等，以及因较大脉络断裂引起的出血之证。

11. 缠缚疗法

缠缚疗法是用宽细带缠缚下肢，并保持一定压力以治疗疾病的方法。多用于下肢慢性溃疡等疾病，能够促进静脉回流，减轻患肢水肿，消除或控制下肢静脉高压。

12. 垫棉法

垫棉法是用棉花或纱布折叠成块衬垫在疮部的一种辅助疗法。它借助加压的作用，使溃疡的脓液不致下袋而潴留，或使过大的溃疡空腔皮肤与新肉得以黏合而达到愈合的目的。本法适用于溃疡脓出不畅有袋脓者，或疮孔窦道形成脓水不易排尽者，或溃疡脓腐已尽，新肉已生，但皮肉一时不能黏合者。对于腋部、腘窝部的疮疡，最易形成袋脓或形成空腔，影响疮口愈合或虽愈合而易复溃，故应早日使用垫棉法。如应用本法，未能获得预期效果时，则宜及时采取扩创引流手术。

13. 手术疗法

手术疗法是指应用各种器械和手法操作，对疮疡、瘘管、肿物等进行治疗的一种方法。手术能促使脓液排出，腐坏组织脱落，或清除赘生物从而达到治愈的目的。凡一切外疡，确已成脓者；或溃疡疮口太小引流不畅者；或有肿块、赘生物等，均可使用。一般应根据病变部位、病情程度选用不同的手术方法。手术器械需要严格消毒，正确使用麻醉方法，保证无菌操作。术后注意观察伤口出血及引流情况。

14. 蚕食清创法

蚕食清创法即分次逐步清除坏死组织的方法。该方法避免了一次性清创过多造成局部缺血坏死、感染加重的可能，是混合性溃疡清创时最常用的清创方式。主要应用于面积大而深，腐肉组织难以脱落的疮面，如发颐、糖尿病坏疽、血栓闭塞性脉管炎、下肢慢性溃疡等疾病。

15. 微创埋线法

微创埋线法是针灸学理论、中药学和现代物理学相结合的产物，它是通过针具和药线在穴位内产生的生物物理作用和生物化学变化，将其刺激信息和能量以及中药通过经络传入体内，而达到治疗疾病目的的方法。微创埋线法是一种融多种疗法、多种效应于一体的复合性治疗方法。埋线最好在皮下组织与肌肉之间，肌肉丰满处，皮肤局部有感染或有溃疡时不宜埋线，肺结核活动期骨结核、严重心脏病或妊娠期等均不宜使用本法。

16. 激光疗法

激光疗法是指使用高能窄谱红光治疗仪或氦氖激光多功能照射治疗仪照射患处，在不引起组织细胞损伤的情况下，对全身或局部起到刺激、调节和活化作用的光学治疗方法。适用于下肢丹毒、带状疱疹、压疮、烧伤等疾病。

17. 微波疗法

微波疗法是指应用波长为 1m 至 1mm（300~30,000MHz）的特高频电

波作用于人体以治疗疾病的方法。根据波长不同，可将微波分为分米波
（10~100cm）、厘米波（1~10cm）及毫米波（1~10mm）3 个波段。目前临床
常用工作频率为 433MHz、915MHz、2450MHz 的微波治疗仪，依据病人治
疗需求选择合适治疗仪，将电极片置于待治疗部位进行操作。适用于肛裂、
肛瘘、带状疱疹等疾病。眼睛及睾丸对微波特别敏感，治疗时应注意防护。

第三节　外治法的作用机制

中医外治法与内治法的机制相同，只是一饮之于内，一施之于外，有
理同法异、殊途同归之意。因此，必须在中医理论指导下来理解和研究外
治法的作用机制。

一、整体观念的指导作用

整体观念是指人体的统一性、完整性及其与自然界、社会的相互关系，
是中医学的两大基本特点之一。整体观念贯穿于中医学生理、病理、辨证
治疗的整个过程中。中医学认为，在生理上人体是以五脏为中心、配合六
腑，通过经络系统"内属于脏腑、外络于肢节"的作用将人体内外联系在
一起，通过精、气、血、津液的作用，来完成人体的各种生理功能，在结
构上密不可分，在功能上相互协调，同时又受到所处的自然界和社会等外
部环境的影响。因此，内部脏腑的变化可表现于外，通过从外部四诊所搜
集的资料对疾病进行辨证分析后即可确定相应的治疗原则，内治法通过药
物直接进入人体内部发挥作用，而外治法则可通过在与脏腑相应的外部组
织上施术"由外而治内"，即所谓的"内病外治"原则。

二、经络系统作用

经络系统是人体运行全身气血、联络脏腑肢节、沟通上下表里，并能

调节人体各部功能活动的通道。经络系统通过行于人体深部的经脉和纵横交错行于人体浅表部位的络脉，将人体连接成为一个有机的整体，在生理状况下是人体维持正常生理活动的重要系统，在病理状况下又是疾病传变的重要途径，因此对疾病的发生、发展和转归都具有重要的意义。腧穴是人体脏腑气血输注于体表的特殊部位，它们不是孤立于体表的点，而是与内在脏腑及组织器官有密切联系、相互输通的特殊部位，这种"输通"是双向的，即从内通向外反映病痛，又从外通向内，接受刺激，防治疾病，是疾病的反应点和治疗的刺激点。外治法一方面在局部施术可直达病所，"不走迂途，立而能致"，产生良好的局部疗效；同时根据经络理论，在体表施术时，通过经络系统十二皮部和重点腧穴由外而内发挥经络系统整体调节作用，正所谓"不见脏腑恰能直达脏腑"，起到"由外而治内"的作用。

三、药物的治疗作用

古代医学家认为，人体与外界之间"皮肤隔而毛窍通"，外治法中使用的药物可以通过皮肤被机体所吸收，从而在机体内发挥作用，吴尚先曾描述"前人治黄疸，用百部根放脐上，汤和糯米饭盖之，以口中有酒气为度，又有用姜、白芥子敷脐者，口辣去之，则知由脐而入，无异于入口中"。同时，许多外用剂型如软膏、膏药等能够使局部形成一种汗水难以蒸发扩散的密闭状态，使人体角质层含水量增加，角质层经水合作用后，可膨胀成多孔状态，易于药物穿透进入体内。古代著名医家徐大椿曾在其"薄贴论"中提出："若其病既有定所，在于皮肤筋骨之间，可按而得者，用膏贴之，闭塞其气，使药性从毛孔而入。其腠理通经贯络，或提而出之，或攻而散之，较之服药尤有力，此至妙之法也。"

外治法的药物治疗作用，主要取决于外治药物的种类。由于外科疾病（疮疡外症）的特点，以及不同外治方药在病变局部的作用，其主要的外治药物治疗作用如下。

1. 解毒消肿，促使内消

急性化脓性感染疾病的初期，局部红肿热痛，炎症浸润比较明显，气血瘀滞，热毒壅盛者，外贴拔毒膏，外敷围药、贴熁药，以及使用隔蒜灸法等，均具有消散肿毒、促使内消的作用。应用解毒消肿的方药熏洗溻渍，如疔毒洗药、溻肿升麻汤等能宣通行表，宣散肿毒，促使内消，常有良好效果。《世医得效方》谓：痈疽"初作宜宣热拔毒，外以洗涤角敷……"。《证治准绳》谓："淋洗之功，痈疽初发，则宣拔邪气，可使消退。"这些外治疗法，均可使早期急性炎症消散吸收而治愈。

2. 收束肿毒，促使成脓

急性化脓性感染疾病，局部红肿热痛明显、欲成脓时，外贴拔毒膏，外敷围药、贴熁药，应用解毒消肿的方药熏洗，以及使用隔蒜灸法，则能收束炎症肿毒，束毒聚脓，使炎症局限化，早日形成脓肿，便于排脓引流。《医学心悟》所载"围药法"指出："凡肿毒之大者，将以成脓，……四旁用芙蓉膏敷之。贴膏处取其出脓，敷药处取其消散，并能箍住根脚，不令展开。"

3. 开结拔毒，促溃排脓

急性化脓性感染疾病已形成脓肿时，可外敷围药留头，或外贴敷熁药，能使热毒外泄，促溃排脓。《外科正宗》谓："用膏贴顶上，敷药四边围。""……遍敷疮上，中留一顶，以膏贴盖……自然拔出脓毒。"《医学源流论》谓："凡毒之所最忌者散大而顶不高……围药能截之……已聚之毒不能透出皮肤，势必四布为害，惟围药能束之，使不散漫，则气聚而外泄……如此则形小顶高，易脓易溃……"。还可以应用提脓祛腐药白降丹少许点涂疮头上，以追蚀疮头，促使脓肿溃破排脓。《外科精义》所载"追蚀疮疽肿法"指出："疮疽脓溃烂之时，头小未破，疮口未开，或毒气不出，疼痛难忍者，所以立追蚀脓之方法，使毒外泄，而不内攻。"《外科启玄》应用针头散（追蚀药）贴在疮头上，"其疮口歹肉自腐，脓亦溃，毒亦散也"。我国古代治疗痈疽已成脓者，多主张用针刺、火针等排脓引流。追蚀疮头排脓引流仍有临床应用价值。目前，外科化脓性感染疾病形成脓肿时，一般施行手术切开引流。

4. 消毒杀菌，祛腐生肌

急性化脓性感染疾病，已溃破流脓，脓液多及有坏死组织者，可应用清热解毒方药，如解毒洗药、猪蹄汤等煎汤洗涤或浸泡患处，有消毒杀菌、祛腐生肌、清洁疮口的良好功效，能将脓液和细菌洗涤于药水中，有一定的消炎杀菌作用，并使坏死组织脱落，有利于肉芽组织生长，加速疮口的愈合过程。应用提脓祛腐掺药或药捻撒布于疮面，或插入疮口内，以及外敷黄连膏等，也均具有显著的消炎杀菌、祛腐生肌作用。

5. 生肌收口，促进疮口愈合

急性化脓性感染疾病已溃脓，疮口干净，脓液很少，或慢性溃疡，疮口久不愈合者，可应用溃疡洗药和解毒生肌方药煎汤乘热浸泡患处，既有消炎杀菌作用，能清洁创面减轻感染，同时能改善局部血液循环，促进肉芽组织和上皮组织生长，而使疮口迅速愈合。应用生肌收口掺药撒布于疮面，也具有生肌敛口作用。应用附子饼灸法和豆豉饼灸法，有温通回阳、助气养血作用，能促进疮口愈合。

6. 活血通络，行气止痛

当软组织损伤或骨折愈合后遗留症状，瘀血肿痛，关节及肢体活动功能障碍者，应用舒筋活血、行气止痛的方药。如活血止痛散等煎汤趁热熏洗患处，或外贴膏药，使用热熨疗法等，不仅能够改善患部血液及淋巴循环，疏通经络，行气活血，消肿散瘀，减轻局部组织的紧张压力，同时能缓解皮肤、肌肉、肌腱及韧带的紧张或强直，松解粘连，使关节及肢体的活动功能早期恢复。

7. 祛风燥湿，杀虫止痒

对神经性皮炎、银屑病、荨麻疹、慢性湿疹、皮肤瘙痒病等皮肤病，应用祛风洗药、止痒洗药、燥湿洗药等熏洗，多数有很好的治疗效果。因这些药祛风、止痒、燥湿作用明显，熏洗或浸浴后，病人皮肤瘙痒减轻，感到很舒适，皮疹或增厚病变消散脱落，逐渐使皮肤恢复正常。外搽有关中药配制成的软膏、糊膏、酒剂、酊剂，以及应用烟熏法等，也具有祛风燥湿、杀虫止痒作用。这些外治疗法及其使用的药物，可以透过皮肤角质层而吸收，也可通过毛囊或腺管被吸收到体内，而且药物直接附着在皮肤上发挥作用。因此，对化脓性皮炎、霉菌所引起的皮肤病（如手足癣、体癣、发癣等），有显著的杀菌止痒作用。

四、与其他物理因素结合的作用

传统中医外治法经常配合机械刺激或热、冷等物理因子使用，如针刺、刮痧、热熨、冷敷等。利用各种机械刺激，使局部产生疼痛、充血以及酸胀沉困等"得气"感，进一步通过经络的传导作用，来调整机体脏腑阴阳的平衡，达到治疗疾病的目的。在穴位贴敷时也经常采用在贴敷药物上加热水袋等热源助药力内行的方式。中医学认为，热则腠理疏松、毛窍开放，利于药物入于体内，且热可祛寒，加速气血运行，从而起到祛风散寒除湿、活血通络、消瘀散结的作用；寒能清热解毒、利水消肿、凉血消痈，消除热邪壅滞所致的红、肿、热、痛等症。现代研究表明，应用这些比人体温度高或低的物理因子，可以影响局部皮肤及组织、血液循环系统、肌肉以及炎症和免疫反应，有助于药物的吸收和炎性渗出的吸收及代谢废物的排出。随着科学技术的不断发展，现代中医外治法，除了继承传统的这些方法外，还常与声（超声波）、光（激光、远红外线）、电（接近人体的微量生物电流）、磁疗等物理疗法相结合，疗效更为显著。

通过研究，目前对中医外治法的作用机制已经有很深的认识，认为是多种作用机制之间相互影响、相互作用和相互补充，共同发挥的整体叠加治疗作用，为更好地运用和指导临床提供了理论基础。但中医外治法及其作用机制比较复杂，目前对其研究和认识均不够全面系统，尚有待于深入研究，进一步提高完善。

第四节　提高外治法临床疗效的思路与方法

中医外科外治法的应用很广泛，所现外证都可以用外治法来治疗，或者控制各种症状，或者治愈某些外疡疾患。临床应用外治法若要提高其疗效，发挥其最大效用，应注意以下几点。

一、必须重视中医辨证论治

辨证论治是中医药学的基本治疗原则，外科外治法也不例外，必须重视并遵循中医学的辨证论治原则。段馥亭著《中医外科证治经验》指出："外治法与内治法相同，亦须按八法立方用药。……外以热治寒，以寒治热，有风散风，有湿除湿。"这就是必须结合整体情况，以阴阳为总纲，从病因和病机着手，分辨病位、病性及各种症状与病程等。外科辨证的要点在于：辨别阴阳、表里、虚实、寒热，辨明气血、脏腑、经络，识别顺逆善恶，分清初、中、末阶段，并以此来选用外治疗法和方药。如阳证、热证，宜清热解毒、泻火消肿，外敷金黄膏、大青膏、芙蓉膏等；阴证、寒证，宜温经散寒，外敷回阳玉龙膏、阳和解凝膏等，或者在外敷药上面加用热熨疗法；半阴半阳证，宜活血消肿，外敷冲和膏等。

二、西医诊断与中医辨证相结合

西医诊断是根据详细的病史，全面的体格检查，以及结合实验室、特殊检查所得出的客观证据作出的。但这还不够，还应同时结合中医的辨证。中医辨证主要包括八纲、脏腑、经络、病因辨证等，是立法、处方和用药的根据。外科疾病（疮疡）虽然发生在人体体表，但与人的整体有密切关系。因此，在应用外治法时，不仅应着眼于体表的局部病变，还应贯彻整体观念，西医诊断与中医辨证相结合，相辅相成，可以进一步明确疾病的发病原因、部位和性质，了解疾病的全部发病过程。既有整体、动态观念，又不忽视局部病变，是正确使用外治法及取得显著疗效的关键。

三、选择适当的外治法

外科外治法种类较多，临床治疗时，应根据病情、病变部位和病人生活工作情况，选择应用适当的外治法。同时注意选择适当的外用方药和剂型，这也与临床治疗效果有密切关系。如发生在肢体的外科化脓性感染疾病，最适宜使用熏洗疗法，可用解毒洗药等熏洗渍渍患处，不仅疗效显著，病人使用也很方便。也可在熏洗后，外敷大青膏、金黄膏等。对颈部、腋窝、腹股沟发生的急性淋巴结炎，以及背部、胸部、腹部发生的急性炎症，则外敷大青膏、茅菇膏比较方便。对慢性窦道瘘管，则可使用药捻疗法，以提脓祛腐。治疗心肺系统疾病，常选用吸入法，如超声雾化治疗哮喘、气雾剂治疗心绞痛等。根据病人的不同情况，一种疾病也可以使用多种外治法配合治疗。外治方法、方药剂型选择合理与否，会直接影响疗效的高低，必须引起足够的重视。

四、因人、因时、因地制宜

中医学"天人相应"的自然辩证观，说明人与周围环境密切相关。人生活于自然中，大自然的千变万化、寒暑交替，时刻都影响着人体的生理与病理，而人体本身又有禀赋、体质、年龄、性别的差异及生活习惯、自然环境的不同，所以运用外治法与内治法一样，必须注意自然条件和人的因素，亦要因人、因时、因地制宜。施治时要区别长幼、男女、体质强弱，还要结合季节、气候、地域的区别以选择最佳外治方法。

五、加速外治法现代化发展

外治法应该充分利用现代科学技术，不断更新和发展。以进一步提高其疗效。

1. 中药加工工艺的现代化

如超低温冷冻粉碎中药材，可避免传统加工中高温烘干易致有效成分变化、一些具有弹性的纤维类中药（如灵芝、杜仲等）无法粉碎成单纤维状细粉的缺点。又如一般灭菌采用加温高压法，对于含有挥发油等遇热易挥发或分解的药材常会造成有效成分丢失和破坏，改用气流式过热水蒸气灭菌技术只需几秒钟即可达灭菌目的，对挥发油几乎没有影响。

2. 制剂加工现代化

如对透皮吸收制剂的包裹封固可提高皮肤的水合作用，使药物的透皮速率增加4~5倍，将绢包塞鼻法改进为鼻嗅吸筒型的"头痛塞鼻锭"后，有使用舒适、清洁、携带便利、可批量生产等优点。使用新型赋形剂（如凡士林、蜂蜡、羊毛脂、甘油酯等）制成的油膏，使用、贮藏方便，疗效可靠，临床使用越来越多。

3. 外治器具的现代化

现代新型的外治器具已逐步为广大中医工作者认识和接受。临床外治使用的器械工具越来越丰富，制作也越来越精良。因为声波、光线、电流、磁场、温度等都是可以计量的，所以借助声、光、电、磁、热能和中药相结合可以使刺激量的掌握更为精确，并可增加甚至放大透皮吸收的治疗效应。

随着科学技术的高速发展，中医外科外治法面临新的挑战和选择。继承发扬外科外治法的宝贵遗产，吸取现代科学技术成果，是发展中医外科外治更为广阔、更有前景的一条途径。新技术、新疗法的运用发展，无疑会给中医外科外治法以新的推动力，开创中医外科外治法的新局面。

第五节 应用外治法注意事项

外科外治法经济简便、易学易用、收效迅速，我们不仅要掌握其用法和适应证，更要关注其使用过程中的注意事项，以加强其治疗效果、减轻不良反应。

一、药物外治法注意事项

（1）必须重视中医辨证论治，注重整体观念，以局部病变特点辨别病证的阴阳寒热虚实，整体调节与局部治疗相结合。

（2）西医学诊断与中医辨证论治相结合，病证合参，正确使用外治法。

（3）要根据病情，按病人的实际情况，选择适当的外用药物剂型和外治方法。

（4）应注意各类外治法的应用特点，如温度、湿润度、贴敷范围，以及不良反应等。

（5）注意控制感染。有感染时先用清热解毒、抗感染制剂控制感染，然后再针对原发皮损选择用药。

（6）用药宜先温和后强烈。先用性质较温和的药物。尤其是儿童或女性病人不宜采用刺激性强、浓度高的药物。面部、阴部慎用刺激性强的药物。

（7）用药浓度宜先低后高。先用低浓度制剂再根据病情需要提高浓度。一般急性皮肤病用药宜温和，顽固性慢性皮损可用刺激性强和浓度较高的药物。

（8）随时注意药物的不良反应。一旦出现药物过敏、刺激现象，应立即停用，并给予及时处理。大面积使用溶液时，要注意药物浓度，以防吸收中毒。

（9）外用软膏时注意，当使用软膏在第二次使用时，应清除表面残留的陈药，可蘸植物油或液状石蜡轻轻擦去上一次所涂的药物，然后再涂药膏，切不可用汽油或肥皂、热水擦洗。

（10）特殊人群，如婴幼儿、妊娠期妇女、体质虚弱等，应注意其禁忌。

二、非药物外治法注意事项

（1）创伤性外治法注意无菌操作、疮面清洁和护理，避免感染。

（2）针刺、耳尖放血、火针、温针、梅花针叩刺、刺络拔罐等严格按照要求规范操作，在操作过程中注意晕针现象，一旦出现晕针现象立即停止操作，将病人平躺治疗床上，轻者给予温水或糖水休息片刻即可，重者按压人中，一般稍作休息即可。

（3）艾灸过程中根据施灸部位、年龄、对温热耐受程度的不同，从低温开始，逐渐提高温度，以病人耐受为度。

（4）按摩、推拿等治疗中注意手法和力度要适中，避免因为疼痛引起不良反应。

（5）治疗过程中要随时注意观察，多询问病人反应，如出现头晕、恶心呕吐，立即采取适宜措施处理。

（6）治疗后提醒病人要保持情绪轻松、避风寒、清淡饮食等。

（7）注意特殊人群的禁忌证，如婴幼儿、妊娠期妇女、体质虚弱者，等等。

第二章

临床应用

第一节　乳痈

乳痈是哺乳期妇女常见病和多发病，尤其是初产妇更为多见，早期临床表现主要为乳房局部红、肿、热、痛，且乳汁排出不畅，伴有畏寒、高热等全身症状，晚期可致脓肿形成甚至败血症的发生。多因肝气不疏，失于条达，胃经积热，经络不通，气血壅滞，乳汁淤积，热蒸为痈。根据发病时期的不同，又有不同名称。发生于哺乳期者，称外吹乳痈；发生于妊娠期者，名内吹乳痈；在非哺乳期和非妊娠期发生者，名非哺乳期乳痈。本病相当于西医学"急性乳腺炎"。

1. 临床诊断

以乳房部硬结、红、肿、热、痛伴发热等全身症状为特征。多发于产后尚未满月的哺乳妇女，尤以乳头破碎或乳汁瘀滞者多见。多由金黄色葡萄球菌、链球菌、大肠杆菌等沿淋巴管入侵所致。据病程的长短，分为以下三期。

（1）郁乳期　患侧乳房肿胀疼痛，并出现硬块（或无硬块），多在乳房外下象限，乳汁排出不畅；同时伴有发热、寒战、头痛骨楚、食欲不振等全身症状。

（2）成脓期　上述症状加重，硬块逐渐增大，继而皮肤发红灼热，疼痛呈搏动性，有压痛，患侧腋窝淋巴结肿大，并有高热不退，此为化脓的征象。若硬块中央渐软，按之有波动感者，表明脓肿已熟。但深部脓肿波动感不明显，需进行穿刺才能确定。

（3）溃脓期　自然破溃或切开排脓后，一般肿消痛减，寒热渐退，逐渐向愈。若脓流不畅，肿热不消，疼痛不减，身热不退，可能形成袋脓，或脓液波及其他乳囊（腺叶），形成"传囊乳痈"，亦可形成败血症。若有乳汁从疮口溢出，久治不愈，则可形成乳漏。

2. 中医分型

（1）肝胃蕴热型（郁乳期）　乳房部肿胀疼痛，肿块或有或无，皮色不变或微红，乳汁排泄不畅；伴恶寒发热，头痛骨楚，口渴，便秘；舌淡红或红，苔薄黄，脉浮数或弦数。

（2）热毒内盛（酿脓期） 肿块逐渐增大，皮肤焮红，灼热，疼痛如鸡啄，肿块中央渐软，有应指感；可伴壮热，口渴饮冷，面红目赤，烦躁不宁，大便秘结，小便短赤；舌红，苔黄干，脉数或滑数。

（3）正虚邪恋（溃脓期） 溃破后乳房肿痛减轻，但疮口脓水不断，脓汁清稀，愈合缓慢，或乳汁从疮口溢出形成乳漏；面色少华，全身乏力，头晕目眩，或低热不退，食欲不振；舌淡，苔薄，脉弱无力。

一、药物外治法

（一）贴敷法

处方 001

芒硝 30g，马齿苋 30g。

【用法】上方药捣烂后外敷患处，用纱布盖上固定。1 日 2 次，3 天为一疗程。

【适应证】乳痈初期肝胃蕴热、热毒内盛型。

【出处】吴震西.《中医内病外治》人民卫生出版社，2007.

（二）湿敷法

处方 002

雪见草 15g。

【用法】取新鲜全草，用量视患部红肿范围大小酌定。洗净捣烂，敷于患处，外用纱布盖上固定，如药已干，即用凉开水湿润。1 日 3 次，3 天为一疗程。

【适应证】乳痈肝胃蕴热型未成脓者。

【出处】张树生，高普，李惠荣.《中药贴敷疗法》中国医药科技出版社，1988.

（三）吹鼻法

处方 003

贝母 6g。

【用法】上方适量，研碎吹入鼻内。1 日 3 次，3 天为一疗程。

【适应证】乳痈初期肝胃蕴热型。

【出处】《本草纲目》。

（四）鼻嗅法

处方 004

半夏 6g，大葱 10g，冰片 3g。

【用法】半夏研细末，大葱捣如膏，调匀，分 7 份，用塑料薄膜卷成长筒状，按压健侧鼻孔，以患侧鼻孔嗅之，或装瓶嗅之。如法将 7 份药膏嗅完为 1 次，约需 30 分钟左右。1 日 1 次，3 天为一疗程。

【适应证】乳痈初期肝胃蕴热型。

【出处】张建德.《中医外治法集要》陕西科学技术出版社，1989.

（五）熏洗法

处方 005

葱白 3~5 两。

【用法】葱白切细后加入适量热水，先熏后洗患侧乳房。每日 3~5 次，2 天为一疗程。

【适应证】乳痈初期肝胃蕴热型。

【出处】《中医杂志》1983，24（10）：15.

（六）塞鼻法

处方 006

鲜芫花根皮。

【用法】上药适量捣烂，搓成细长条塞鼻，约 20 分钟，鼻内有热辣感时取出，左右交替使用。1 日 2 次，每次 30 分钟，3 天为一疗程。

【适应证】乳痈初期肝胃蕴热型。

【出处】陈泽霖.《名医特色经验精华》上海中医药大学出版社，1999.

（七）局部外敷法

处方 007

鲜蒲公英 20g，土豆 1 个。

【用法】上药洗净，石臼捣烂成泥状外敷患处。1 日 1 次，3 天为一疗程。

【适应证】乳痈初期肝胃蕴热型。

【出处】经验方。

（八）薄贴法

处方 008

五倍子。

【用法】取适量五倍子碾细过筛成粉末，加食用醋适量调和，稍置片刻即成深褐色黏膏，瓷罐贮存。用时将药摊于不吸水纸上，厚约 2~3mm，敷患处，外用绷带包扎。2~3 天换药 1 次，10 天为一疗程。

【适应证】乳痈初、中期脓未溃时热毒内盛型。

【出处】《中医杂志》1981，（4）：45.

处方 009

姜黄、黄柏、白芷、大黄各 160g，天花粉 320g，生苍术、厚朴、甘草、生天南星、陈皮各 64g。

【用法】上述中药研磨成细粉，并进行过筛混匀后，使用蜂蜜将其调至呈糊状，每次取出适量并涂敷于纱布上进行适当加热后，将纱布外敷于病侧乳房，外敷范围需盖过肿块边缘处 2cm，并暴露病人乳头，促进其乳汁排出。每日 2 次，每次 30 分钟。

【适应证】乳痈初期肝胃蕴热型。

【出处】《医疗装备》2020，（3）：298.

处方 010

白芷、陈皮、醋香附、大黄、当归、甘草、厚朴、黄柏、黄芩、姜黄、青皮、天花粉、麸炒白芍、麸炒苍术各等份。

【用法】上述中药制膏，无菌棉签取用，外涂于病人乳房肿块处，并使用无菌纱布覆盖，每日 1 次。

【适应证】乳痈初期肝胃蕴热型。

【出处】《中国中医药科技》2020，27（1）：36.

（九）药液热敷法

处方 011

蒲公英 30g，连翘 12g，乳香 8g。

【用法】上方研细末，调拌醋或白酒，炒热后外敷患处，每 2~3 小时换1 次，3 天为一疗程。

【适应证】乳痈初期肝胃蕴热型、热毒内盛（酿脓期）。

【出处】许飞鹏.《民间中草药验方选》福建科学技术出版社，1989.

处方 012

藤黄 5g，白芷、黄柏、芒硝、苍术、红花各 10g。

【用法】研细末，用适量凡士林加热调成糊状，直接敷于患处，外用纱布固定，若创面红肿较严重，则用无菌纱布覆盖红肿部位，再敷中药，同时使用 TDP 热疗仪照射患处约 30 分钟，中药则保留至下次换药，治疗周期为 7~10 天。

【适应证】乳痈热毒内盛（酿脓期）。

【出处】《中医外治杂志》2018，27（1）：54.

（十）药捻法

处方 013

黄升 75g，轻粉 30g，煅石膏 180g，冰片 15g，川连 30g。

【用法】先将川连研极细，再将诸药研细末，调匀。用纸捻插入脓腔，脓水减少后改用九一丹提毒生肌，1 日 1 次，10 次一疗程。如脓水渐净，脓腔扩大，不易愈合者，用 20% 黄柏水注入腔内，外盖油纱布敷料，再用沙袋压迫，1 日 1 次，10 天为一疗程。

【适应证】乳痈中、末期脓已溃时正虚邪恋（溃脓期）。

【出处】陈泽霖.《名医特色经验精华》上海中医药大学出版社，1999.

（十一）涂擦法

🥣 处方 014

大黄、鲜芥草、生姜各 0.6g，伏龙肝 32g。

【用法】上四药捣末，以醋调和涂乳房患处。1 日 3 次，3 天为一疗程或至病愈为止。

【适应证】乳痈初期肝胃蕴热型、热毒内盛（酿脓期）。

【出处】张树生，高普，李惠荣.《中药贴敷疗法》中国医药科技出版社，1988.

（十二）综合外治法

🥣 处方 015

鲜大蒜头 100g，芒硝 50g。

【用法】①将鲜大蒜头去皮、洗净、捣碎，加入芒硝搅拌为均匀的糊状，用消毒纱布做 30cm×35cm 的 4 层纱布垫，于纱布垫中央平铺混匀的大蒜和芒硝糊，平铺面积比红肿面积稍大 1cm，厚 0.3cm，敷在患部。②将纱布收口，胶布固定，再用乳罩固定，每 24 小时更换 1 次。③同时将淤积的乳汁定时用手挤空或用吸奶器吸空。④病人取半卧位或自然坐位，温水清洁患乳并涂润滑油，一手托起并固定，另一手拇指指腹沿乳管方向由乳房根部向乳头方向推，力量由轻到重，以病人能耐受为宜。⑤注意乳管开口处有乳栓者首先挤出，保持输乳管通畅，整个乳房依次进行，直至排空淤积乳汁，乳房柔软为止。⑥不能自己挤出者由医者协助用吸奶器定时吸空乳汁。以上步骤视患乳的充盈情况及时重复进行。

【适应证】乳痈初期肝胃蕴热型、热毒内盛（酿脓期）。

【出处】《医学研究与教育》2015，32（6）：86.

处方 016

鲜蒲公英适量。

【用法】取新鲜蒲公英适量，用清水洗净，将其嫩叶部分适量炒鸡蛋，每日 2 次服用。根部及老叶部分捣烂成泥状，用纱布包裹，外敷患处，每次 1 小时，每日 3~4 次，1 周为一疗程。

【适应证】乳痈初期肝胃蕴热型、热毒内盛（酿脓期）。

【出处】刘道清.《中国民间疗法》中原农民出版社，1987.

二、非药物外治法

（一）手法按摩法

处方 017

患病乳房。

【操作】病人取平卧位，两上肢放于头顶，放松全身，术者用橄榄油润滑双手及病人乳房，随后两手手指自乳房根部朝乳头方向进行规律性轻柔加压，推向乳头，排出肿块周边未淤积乳汁，再用手掌从结块外缘逐渐推赶至乳头排出肿块周边未淤积乳汁，再用手掌从结块外缘逐渐推赶至乳头（单方向推揉），用拇指及示指于乳晕周边挤压排出乳汁（由轻至重，并始终沿乳腺管走行实施按摩），每次 30 分钟。用两手拇指依次有规律地点按合谷、曲池、乳根、太冲、期门、乳中、膻中、少泽等穴位，保证均匀用力，以病人出现痛、胀、麻、酸等感觉为宜，每个穴位点按 5 分钟。7 天为一疗程。

【适应证】急性乳腺炎初、中期肝胃蕴热型、热毒内盛（酿脓期）。

【注意事项】按摩期间注意动作轻柔，避免损伤乳腺管等。

【出处】刘道清.《中国民间疗法》中原农民出版社，1987.

（二）穴位按摩法

处方 018

膻中、患侧乳根、少泽、内关、肩井、太冲。

【操作】病人舒适体位、放松，操作者消毒双手并涂润滑剂，双手拇指指腹依次在上述穴位上进行规律的点压揉按，用力均匀，每穴 4~5 分钟，每次约 30 分钟。每日 1 次，5 天为一疗程。

【适应证】急性乳腺炎初期肝胃蕴热型。

【注意事项】根据病人耐受程度渐渐增强按压力量，使穴位产生酸、胀、热、麻感。

【出处】《河北中医》2017，（2）：78.

（三）经络全息刮痧法

🥣**处方 019**

患病乳房、膻中穴、屋翳穴、不容穴、阿是穴、患侧期门穴。

【操作】从乳房四周边缘向乳头以均匀力度刮拭，尤其对有乳腺肿块部位力度稍加大，至局部出痧（斑点或斑块），再取膻中穴、屋翳穴、不容穴、阿是穴、患侧期门穴，采用点按法以病人刮痧后排出积乳为最好。

【适应证】急性乳腺炎初期肝胃蕴热型。

【注意事项】刮痧期间注意动作轻柔，避免损伤乳腺管等。

【出处】《时珍国医国药》2008，19（1）：89.

（四）围刺法

🥣**处方 020**

乳房肿块部位。

【操作】病变局部常规消毒后，采用 1~1.5 寸毫针从乳腺炎症肿块顶部中心先刺，深度以达肿块之中心为宜，然后于肿块底部四周取数点，取点多少可依肿物大小而定，并与皮肤呈 45°~60° 角向肿块中心斜刺，施泻法或平补平泻法，采用 6805-Ⅱ型电针治疗仪，每个输出电极连接 3~4 根毫针，疏波 4Hz，密波 20Hz，交替时间各约 1.5 秒，留针 20~30 分钟，每日治疗 1 次，3 次为一疗程。

【适应证】急性乳腺炎初期肝胃蕴热型。

【注意事项】电针治疗仪输出功率大小以病人耐受为宜，由小到大逐渐加量。

【出处】《中医外治杂志》2012，（5）：90.

（五）隔药灸法

处方 021

患处。

【用法】用葱白或大蒜捣烂，铺患处，用艾条熏灸，1 日 2 次，每次 10~20 分钟，3 天为一疗程。

【适应证】乳痈初期肝胃蕴热型。

【出处】经验方。

处方 022

生大蒜一瓣，艾绒少许。

【用法】病人仰卧位，在膻中穴作隔蒜灸。取生大蒜一瓣，最好独头蒜，将蒜切成约 0.8~1mm 厚的薄片，放在穴位上，然后去艾绒少许置其上，按常规灸疗操作 5~7 壮，至局部潮红即可。再行坐位，医者在病人背后，取患侧天宗穴，以左手固定肩部，右手拇指、指尖做分筋样的推压拨动，手法稍重，使局部酸痛，连续左右来回拨动 6~7 下为 1 次，反复拨动 3~5 次。此时大多见患侧乳头有乳汁流出，随即疼痛减轻。1 日 2 次，3 天为一疗程。

【适应证】乳痈初、中期未成脓时肝胃蕴热型。

【出处】《中医杂志》1981，（8）：43.

综合评按： 急性乳腺炎属"乳痈"范畴。好发于产后 1 个月内的哺乳期妇女，初产妇女尤为多见。晋《肘后备急方》指出："乳汁不得出，内结名妒乳。"首次提出乳汁郁积引起乳痈。《丹溪心法》："于初起之时，便需忍痛，揉令汁出，自可消散，失此不治，必成痈疽。"治疗乳痈，强调早期，突出通乳。初期之时，药物外敷、涂擦、药液热敷之法，清热解毒，理气活血，消肿散结，配合非药物外治法之手法按摩排除淤积乳汁，简便效验，最为常用；乳痈中末期脓已溃时，则用药捻法提毒生肌。近年来不少学者运用经络全息刮痧法、局部肿块围刺法从根本上排出积乳，取得了很好疗效，值得关注。乳痈多为肝气不疏，失于条达，胃经积热，经络不通，气血壅滞，乳汁淤积，热蒸为痈。中药外敷治疗，应该重视局部辨证，详辨局部肿痛性质，重视局部辨证用药。必要时配合内服汤剂以"消"为法，以"通"为目的，达到热毒消散、气血畅达的效果。女性对皮肤保养要求高或有皮肤过敏者，需酌情使用。

第二节 乳癖

乳癖是乳腺组织既非炎症也非肿瘤的良性增生性疾病。其临床特点是单侧或双侧乳房疼痛并出现肿块，乳痛和肿块与月经周期及情志变化密切相关。乳房肿块大小不等，形态不一，边界不清，质地不硬，活动度好。其发病率约占乳房疾病的 75%，是临床上最常见的乳房疾病。历代文献中有"乳癖""乳中结核""乳痞"等病名。明代龚居中在《外科活人定本·卷之二》中指出："乳癖，此症生于正乳之上，乃厥阴、阳明经之所属也……何谓之癖，若硬而不痛，如顽核之类"，首次将乳癖定义为乳房肿块。本病相当于西医学"乳腺增生病"。

1. 临床诊断

（1）发病年龄多在 25~45 岁中青年妇女。社会经济地位高或受教育程度高、月经初潮年龄早、低孕产状况、初次怀孕年龄大、未哺乳和绝经迟的妇女为本病的高发人群。

（2）乳房疼痛以胀痛为主，可有刺痛或牵拉痛。疼痛常在月经前加剧，经后疼痛减轻，或疼痛随情绪波动而变化，痛甚者不可触碰，行走或活动时也有乳痛。乳痛主要以乳房肿块处为甚，常涉及胸胁部或肩背部。乳痛重者影响工作或生活。

（3）乳房肿块可发生于单侧或双侧，大多位于乳房的外上象限，也可见于其他象限。肿块的质地中等或硬韧，表面光滑或呈颗粒状，活动度好，大多伴有压痛。肿块的大小不一，直径一般在 1~2cm，大者可超过 3cm。病人常伴有月经失调、心烦易怒等症状。

2. 中医分型

（1）肝郁痰凝型　多见于青壮年妇女，乳房肿块，质韧不坚，胀痛或刺痛，症状随喜怒消长，伴有胸闷胁胀，善郁易怒，失眠多梦，心烦口苦，苔薄黄，脉弦滑。

（2）冲任失调型　多见于中年妇女，乳房肿块月经前加重，经后减缓，乳房疼痛较轻或无疼痛；伴有腰酸乏力，神疲倦怠，月经失调，量少色淡，或闭经，舌淡，苔白，脉沉细。

一、药物外治法

（一）贴敷法

处方 023

青皮 120g，米醋 1000g。

【用法】将青皮浸入米醋中一昼夜，然后晾干，烘燥研末，用冷开水调成糊状敷患处，外盖纱布，胶布固定。

【适应证】乳癖肝郁痰凝型。

【出处】《浙江中医杂志》1986，（1）：20.

处方 024

山慈菇 15g，白芷 9g，鹿角 9g，血竭 9g，麝香 0.6g。

【用法】诸药共为细末醋调成糊状，敷于患部，外盖纱布，胶布固定。

【适应证】乳癖肝郁痰凝型。

【出处】哈荔田.《哈荔田妇科医案医话选》天津科学技术出版社，2000.

处方 025

乳香、没药、黄柏、大黄各等份，冰片少量。

【用法】诸药共研细末，鸡蛋清调敷患处，外盖纱布，胶布固定。

【适应证】乳癖肝郁痰凝型。

【出处】《陕西中医》1982，（6）：41.

处方 026

柴胡、香附、橘核、薄荷各 60g，土贝母、牡蛎、白芷、蒲公英、天花粉各 30g，远志、乳香、没药各 30g，生南星、皂荚各 20g，生姜、生甘草各 20g。

【用法】打成极细粉末，予以蜜调和，将适量膏药均匀涂在纱布上，用医用胶带固定乳房包块或痛处。每贴膏药敷 2 天，2 天更换 1 次，7 次为一疗程。

【适应证】乳癖肝郁痰凝型。

【出处】《实用中医药杂志》2020，2（36）：108.

处方 027

石见穿、浙贝母、王不留行、柴胡、红花、丁香。

【用法】将上述中药按 10：5：5：5：2：1 比例混合，常规研磨成细末，以甘油调和成膏状，制成 15cm×15cm×3cm 的药饼；清洁乳腺皮肤，贴敷于双侧乳房上并连接中医定向透药治疗仪。隔日 1 次，每次 20 分钟，经期停治疗，连续治疗 2 个疗程。

【适应证】乳癖肝郁痰凝型。

【出处】《中国医师杂志》2018，20（9）：66.

（二）薄贴法

处方 028

王不留行 20g，白花蛇舌草 20g，赤芍 21g，土贝母 21g，昆布 30g，木鳖子 18g，莪术 18g，丝瓜络 15g，乳香 10g，没药 10g，血竭 10g。麻油适量，黄丹适量。

【用法】将前 9 味药入麻油内煎熬至枯，去渣滤尽，加入黄丹充分搅匀，熬至滴水成珠，再加入乳香、没药、血竭各 10g，搅匀成膏，倒入凉水中浸泡，半月后取出，隔水烊化，摊于布上，用时将药膏烘热，撕开药布贴于肿块或疼痛部位。7 天换药 1 次，3 次为一疗程，疗程间隔 3~5 天。

【适应证】乳癖肝郁痰凝型。

【出处】《河南中医》1988，8（5）：26.

🥣处方 029

黑附片、肉桂、姜炭、红花、天南星、白芥子、法半夏、麻黄各等份。

【用法】（1）药物制备：①中药粉制备：将饮片粉碎后，将药粉过 50 目筛，根据改良消化膏配方进行搭配。②中药液制备：将 1 剂湿热敷药物装入无纺布袋中，封好口后浸泡于 200~400mL 冷水中，浸泡 30 分钟，一般宜先武火后文火，武火迅速煮沸，改用文火维持 10~15 分钟，溶出药物的有效成分。

（2）操作流程：①备齐用物，携至床旁。取仰卧位，充分暴露双乳。②取适量中药粉用中药液调和成糊状，无纺布平铺于双乳上，将糊状药粉均匀涂抹于病灶处，再将多出的无纺布折叠覆盖于药粉之上。③将另一无纺布浸于 75℃中药液中，将其拧至不滴水即可，敷于第 1 块无纺布上。④将蜡疗袋加热至 55~60℃后放置于患乳上，以保持湿度及温度，观察病人皮肤反应，询问病人的感受，注意防止烫伤，如病人自觉温度较高可用治疗单包裹蜡疗袋后再放置于患乳上。⑤操作完毕，清洁皮肤，协助病人取舒适体位。湿热敷治疗时间为 20~40 分钟，根据病人情况可适当延长至 1 小时。初次治疗 20 分钟。1~3 天治疗 1 次。

【适应证】乳癖冲任失调型。

【出处】《北京中医药》2019，38（1）：44.

（三）中药罩乳法

🥣处方 030

中药乳罩（含全蝎、地龙、檀香、玫瑰花等药物）

【用法】药物装袋，每日佩戴上述中药乳罩。

【适应证】乳癖肝郁痰凝型。

【出处】《中医杂志》1987，（7）：31.

（四）热敷法

处方 031

瓜蒌、连翘、川芎、红花、桑寄生、泽兰、大黄、芒硝、鸡血藤、丝瓜络各等份。

【用法】将上药装入布袋蒸熟后外用酒精或烧酒热敷。

【适应证】乳癖肝郁痰凝型。

【出处】《福建中医药》1982，（1）：30.

（五）湿敷法

处方 032

香附子 120g，陈酒适量，米醋适量。

【用法】香附子研末，陈酒、米醋酌量以半湿为度，捣烂后制成饼蒸熟，1 日 1 次，干燥后复蒸，轮流外敷患处，5 日换药再敷。

【适应证】乳癖肝郁痰凝型。

【出处】《浙江中医杂志》1986，（1）：20.

（六）涂搽法

处方 033

煅壳粉适量。

【用法】将煅壳粉醋煎，敷于患处。

【适应证】乳癖肝郁痰凝型。

【出处】《中医杂志》1987，（7）：31.

处方 034

香附末 30g，麝香末 0.9g，蒲公英 90g。

【用法】捣碎，醋煎，敷于患处。

【适应证】乳癖肝郁痰凝型。

【出处】《中医杂志》1987，（7）：31.

（七）贴敷加热熨法

处方 035

木香、生地各适量。

【用法】上药捣饼敷患处，并用熨斗热熨所敷之饼。

【适应证】乳癖肝郁痰凝型。

【出处】《中医杂志》1987，（7）：31.

二、非药物外治法

（一）穴位埋线法

处方 036

主穴：肩井、天宗、膻中、屋翳、乳根、足三里、三阴交。

【操作】常规严格消毒皮肤。辨证配穴：肝气郁滞配肝俞、期门、太冲；冲任不调配伍关元、次髎；肝肾亏虚配伍肾俞、肝俞；痰瘀互结配伍丰隆。在月经来潮前第 4~8 天埋线，采用一次性埋线针剪成 1~2cm，在 75% 乙醇浸泡过 3-0 号羊肠线，以正确埋线手法在选定的穴位埋线。

【适应证】乳癖早期肝郁痰凝型、冲任失调型。

【出处】《中国针灸》2015，35（增刊1）：25.

（二）刮痧刺络拔罐法

处方 037

大椎至命门，膀胱经第一、二侧线，天宗。

【操作】督脉大椎至命门，膀胱经第一、二侧线 T_2~T_{12} 段拔罐，双侧天宗刮痧并刺络拔罐。每周 1 次，月经期停止治疗。病人如有皮肤疼痛或出痧局部有灼热感隔 1 周治疗 1 次，3 次为 1 个疗程。

【适应证】乳癖冲任失调型。

【出处】《广州中医药大学学报》2013，（16）：36–37.

（三）耳穴压豆法

处方 038

耳穴：胸、乳腺、内分泌、脑垂体、肝、卵巢、三焦、胃穴。

【操作】病人一侧耳朵上，用贴有王不留行籽的胶布贴在一侧耳穴上，用示指和拇指置于病人耳廓的正面和背面进行对压，手法由轻到重，以"得气"为度，3 次 / 天，每次每个穴位的按压次数 ≥ 100 次。3、5、7 天为更换另一耳的间隔时长，更换 5 次为 1 个疗程。

【适应证】乳腺增生症冲任失调型。

【出处】《中国全科医学》2015，18（19）：2357.

综合评按：乳腺增生病属于中医学"乳癖"范畴。《圣济总录》："妇人以冲任为本，若失之将理，冲任不和，阳明经热，或为风邪所害，则气壅不散，结聚乳间，或硬或肿，疼痛有核。"此病病因大多为饮食不节，劳倦思虑伤脾，脾失健运；或郁怒伤肝，肝气郁结，气滞血瘀；或痰湿内蕴，瘀血、痰浊有形之邪互结，积聚乳络，日久而成包块。作为一种病位表浅的慢性疾病，若单独使用内治法可能会有某些不足，外治法作用更直接，使用方便，与内治法搭配效果良好。中医药外治经临床验证，对消除乳房疼痛、减少乳房肿块方面有确切疗效，尤其是针刺和穴位埋线，临床收效明显，已经越来越多地应用于临床，也为部分不能或不愿意接受口服药物治疗的病人提供了新的治疗手段。

第三节 疖

疖是指发生在肌肤浅表部位、范围较小的急性化脓性疾病，以局部红肿、疼痛为主要临床表现，随处可生，小儿、青年多见。本病多发于夏秋季节，突起根浅，肿势局限，焮红疼痛，范围多在 3cm 左右，易肿，易溃，易敛，出脓即愈。好发于项后发际、背部、臀部，可在身体各处散发疖。初起可分为有头、无头二种，有头者称"石疖"，无头者称"软疖"，一般症状轻而易治，但亦有因治疗或护理不当形成"蝼蛄疖"，反复发作，则不易治愈。本病相当于西医学单个毛囊及其皮脂腺或汗腺的急性化脓性炎症。

1. 临床诊断

疖的特征是随处可生，患处红、热、肿、痛，疮形虽肿突但浮浅无根，病变范围局限，常径不逾寸。初起局部皮肤潮红，次而发生肿痛，出现圆锥状结肿。若为有头疖，则肿势高突，红肿热痛明显，4~5 日后，顶部皮薄而泽，有黄白色脓头，随后疼痛增剧，自行破溃，流出少许黄白脓液，继流黄水，肿痛渐减，结痂向愈。无头疖则患部结块无头，红肿疼痛，肿势高突，3~5 天成脓，皮薄光软，形成脓肿，触之覆指，自行溃破或切开排出黄白色稠脓，但中心无脓栓，脓出后，数日收口而愈。

2. 中医分型

（1）内郁湿火型　局部皮肤红肿疼痛，结块突起根浅，肿势局限，可伴有发热、口干、便秘、苔黄、脉数等症状。

（2）暑湿热毒型　暑疖轻者可仅发 1~2 个，且一般无全身症状。暑毒重者，可多处发生，少则几个，多则数十个。或在头面颈部簇生在一起，星罗棋布，与痱痒相夹，破流脓水成片，痒痛相兼，并可出现全身不适、寒热头痛、心烦胸闷、口苦咽干、便秘溲赤、苔薄黄、脉数等症状。

一、药物外治法

（一）外敷法

处方 039

苍耳子虫 100 条，冰片 1g。

【用法】8~10 月份采得活苍耳子虫，放入麻油中浸泡窒息致死。每 50mL 麻油内加冰片 1g，浸苍耳子虫 100 条左右，7 天后即可使用。用时将苍耳子虫 1 条或半条放在疖肿红肿隆起处，也可将苍耳子虫研成糊状，敷在疖肿表面。1 日换药 1 次，7 天为一疗程。

【适应证】耳疖、鼻疖内郁湿火型。

【出处】《中西医结合杂志》1986，（3）：38.

（二）局部薄贴法

处方 040

倍冰外涂粥：五倍子末 3g，冰片 1.5g，鸡蛋黄 1000g。

【用法】将鸡蛋煮熟取蛋黄，捣碎放在铁勺内，先用温火炒蛋黄变焦，然后用武火炒出油，去渣取油，再把五倍子末、冰片研匀，调入蛋黄油内，成粥状备用。局部洗净，把配好的蛋黄油摊于纱布上，外敷患处，1 日 2 次，3 天为一疗程。

【适应证】疖肿内郁湿火型。

【出处】张树生，高普，李惠荣.《中药贴敷疗法》中国医药科技出版社，1988.

（三）穴位薄贴法

处方 041

黄连 10g，黄柏 10g，生地 20g，姜黄 3g，麻油 20g，黄蜡 30g。

【用法】将上药研细末，入麻油、黄蜡熬成膏，滩涂于纱布上，外贴敷大椎、命门穴。1 日 1 次，5 天为一疗程。

【适应证】多发性疮疖内郁湿火型。

【出处】刘光瑞，刘少林.《中国民间敷药疗法》科学技术文献出版社重庆分社，1988.

（四）药衣法

处方 042

鲜马齿苋 5 份，青黛 1 份。

【用法】上药洗净，放入石臼中捣成糊状，加入青黛 1 份，研匀即成，将药外敷患处，厚度 1cm 左右，用纱布包扎，1~2 小时换药 1 次，至肿消为止。

【适应证】疖肿初起暑湿热毒型。

【出处】《中医杂志》1985，（12）：46.

（五）涂擦法

处方 043

龟甲散：龟甲末 620g，黄连 30g，红粉 15g，冰片 3g。

【用法】上药共研细末，用香油调匀，涂擦患处。1 日 2 次，10 天为一疗程。

【适应证】疖肿初起暑湿热毒型。

【出处】王沛.《疖肿的中医调治》人民卫生出版社，2000.

（六）塌渍法

处方 044

芫花 15g，川椒 15g，黄柏 30g。

【用法】上方共研细末，装纱布袋内加水 2.5~3kg，煮沸 30 分钟，用软毛巾蘸汤塌渍局部，1 日 2 次，10 天为一疗程。

【适应证】发际疖肿内郁湿火型。

【出处】王沛.《疖肿的中医调治》人民卫生出版社，2000.

二、非药物外治法

（一）针挑疗法

处方 045

疖肿局部背区点。

【操作】常规消毒施术部位，取背区点行针挑出血，再拔火罐 10 分钟，次挑委中出血。若疖肿初发，脓未成时，可用针在疖肿局部挑一针，再拔火罐 5 分钟。

【适应证】疖肿内郁湿火型。

【注意事项】手法迅速有力，术后用无菌纱布包扎。

【出处】梁庆临.《针挑疗法》广东科技出版社，2010.

（二）火针疗法

处方 046

疖肿局部。

【操作】常规消毒施术部位，手持针具，在酒精灯上烧红至发白亮，迅速刺入。疖肿初期从疖肿顶尖直刺一针，深达根部，对范围大者于两旁向中刺入脓腔，用负压拔罐法吸出全部脓液。

【适应证】疖肿内郁湿火型。

【注意事项】手法迅速，避开血管，术后用无菌纱布包扎。

【出处】《针灸临床杂志》1993，（2）：88-89.

（三）刺血疗法

处方 047

耳尖穴。

【操作】取患眼同侧耳尖穴，用碘酒和酒精严格消毒，再以消毒之三棱针点刺出血，挤出 2~10 滴，用棉球压迫止血即可。

【适应证】眼部疖肿内郁湿火型。

【注意事项】放血针具必须严格消毒，防止感染；若发生晕针，可刺人中、中冲等穴，或立即给饮温开水。

【出处】《中国针灸》1986，（4）：35.

（四）拔罐疗法

处方 048

疖肿周围经络。

【操作】取疖肿周围经络，清洁局部皮肤后，以罐（玻璃罐、真空透明罐等）为工具，利用燃烧或抽吸等方法排除罐内空气，造成负压，使之吸附于腧穴或应拔部位的体表，产生刺激，造成瘀血现象。

【适应证】疖肿早期内郁湿火型。

【注意事项】①拔罐时要选择适当的体位和肌肉丰满的部位，若体位不当或有所移动及骨骼凸凹不平、毛发较多的部位，均不可用。②拔罐时要根据所拔部位的面积大小而选择大小适宜的罐。操作时必须迅速，才能使罐拔紧，吸附有力。③用火罐时应注意勿灼伤或烫伤皮肤，若烫伤或留罐时间太长而皮肤起水泡时，小的无须处理，仅敷以消毒纱布，防止擦破即可。水泡较大时，用消毒针将水泡刺破放出水液，涂以络合碘消毒或用消毒纱布包敷，以防感染。④皮肤有过敏、溃疡、水肿者及大血管分布部位，不宜拔罐。高热抽搐者以及孕妇的腹部、腰骶部，亦不宜拔罐。

【出处】《中医杂志》2010，（s2）：239-240.

综合评按：疖名首见于《肘后备急方》。《外科理例》谓："疖者，初生突起，浮赤无根脚，肿见于皮肤，止阔一二寸，有少疼痛，数日后微软，薄皮剥起，始出青水，后自破脓出。亦如痛热痛，久则脓溃，捻脓血尽便瘥。亦是风寒之气客于皮肤，血气壅结所成。"首次指出了疖肿出脓即愈的特点，并阐述了疖的形成原因。疖常因内郁湿火，外感风邪，两相搏结，蕴阻肌肤所致；或夏秋季节感受暑湿热毒而生；或因天气闷热，汗出不畅，暑湿蕴蒸肌肤，引起痱子，复经搔抓，破伤染毒而成。儿童头部疖肿若处理不当、疮口过小引起脓毒潴留，或搔抓染毒，导致脓毒旁窜，在头顶皮肉较薄处易蔓延、窜空而成蝼蛄疖。若伴消渴或习惯性便秘等慢性疾病者，阴虚内热，或脾虚便溏，更易染毒发病，并可反复发作，缠绵难愈，发为疖病。所以治疗疖病初期，尚未成脓时，外治消散，可达早期痊愈。苍耳子虫治疗疖疮恶毒，《本草纲目》有记载，初期未成熟时消肿止痛；已成熟未破可促溃破；已溃破可提脓促愈合。相关临床报道：非药物外治法如针挑疗法、火针点刺疖肿局部均能取得较好疗效。耳尖穴刺血治疗眼部疖肿102 例，一次治愈97 例，两次治愈5 例。如病情严重，周围红肿、淋巴结肿大等，应综合治疗，内外合治，才能取得良好效果。必要时可加用抗生素治疗，以免病情加重。

第四节　痈

历代医家对痈的论述颇丰，将生于脏腑与体表的痈，分为内痈与外痈，并按痈所发生的部位分别加以命名，由于内痈与外痈在辨证施治上各有特点，而内痈如肺痈等病已归于内科范畴，本节只叙述外痈。外痈是一种发生于皮肉之间的急性化脓性疾患，其特点是局部光软无头，红肿疼痛（少数初起皮色不变），结块范围多在 6~12cm，发病迅速，易肿，易脓，易溃，易敛，多伴有恶寒发热、口渴等全身症状。一般不会损伤筋骨，也不造成陷证。痈发无定处，随处可生，因发病部位不同，中医文献中有各种不同的命名。生于头部的称"顶门痈"，生于胸部的称"幽痈"，生于腰部的称"腰痈"，生于上腹部的称"中脘痈"，生于下腹部的称"腹皮痈""少腹痈"，生于上肢的有"肩痈""骨痈""腕痈"，生于下肢的有"坐马痈""大腿痈""膝痈""黄鳅痈"等。另有小耳根后的"耳根痈"、颈后的"鱼尾毒"、颈部的"颈痈"、腋下的"腋痈"、肘部的"肘痈"、胯腹部的"胯腹痈"。均相当于西医学体表浅表脓肿、急性化脓性淋巴结炎。

1. 临床诊断

（1）初起，呈片状酱红色炎性浸润区，高出体表，质地坚硬，水肿，与正常组织界限不清。

（2）经 1~2 周中央区皮肤出现多个小脓头，破溃后呈蜂窝状，继之中心部塌陷，如"火山口"状，患处剧痛。

（3）常伴有高热、寒战、全身不适、食欲不振、白细胞增多等。

（4）可发生于糖尿病病人，应详细检查，以免漏诊。

2. 中医分型

（1）火毒凝结型　局部组织突然肿胀，在局部硬结的肿块上有粟粒样脓头作痒作痛；继则肿块向周围扩大，疮头也相继增多，此时色红焮热，疼痛更甚，恶寒发热，头痛，食欲不振，苔多白腻或黄腻，脉滑数或洪数。

（2）热盛肉腐型　局部组织肿势高突，红热明显，疼痛剧烈，痛如鸡啄，溃破流脓后肿痛消退。舌红，苔黄，脉数。

（3）气血两虚型　病变部位疮面新肉不生，脓水稀薄，色淡红而不鲜或暗红，神疲乏力，面色无华，纳少，苔少，舌质淡胖，脉沉细无力。

（4）气虚邪恋型　痈肿溃脓，疮面色暗，脓出稀薄，消散较慢，久不收口，精神不振，神疲乏力，少气懒言，语声低弱，面色萎黄，舌淡苔薄，脉细弱。

一、药物外治法

（一）外敷法

处方 049

葱糖泥：生葱、蜜糖各适量。

【用法】上药捣烂如泥状，外敷患处，用敷料或绷带固定，1 日 1 次，10 日为一疗程。

【适应证】实证痈疮初起火毒凝结型。

【出处】张树生，高普，李惠荣.《中药贴敷疗法》中国医药科技出版社，1988.

（二）薄贴法

处方 050

生地叶敷方：野地黄叶适量。

【用法】将新采集的鲜地黄叶，用清水洗净泥土，入锅内微火煮烂，取出地黄叶，用纱布将汁挤出，再入锅煎熬，药汁成糊状即可，取出装瓶备用。将药膏抹在纱布上，敷在患处，胶布固定，1 日 1 次，5 日为一疗程。

【适应证】实证痈疮初起火毒凝结型。

【出处】经验方。

（三）涂擦法

处方 051

天花粉 10g，大黄 15g，黄芩 10g，赤小豆 15g，黄柏 10g，黄连 6g，甘草梢 3g，五倍子 6g，粘香 10g。

【用法】上药共研细末，用鸡蛋清调涂擦患处，1 日 2 次，10 日为一疗程。

【适应证】实证痈疮初起火毒凝结型，适用于枕部痈疽。

【出处】许飞鹏.《民间中草药验方选》福建科学技术出版社，1989.

（四）湿敷法

🥣**处方 052**

黄芩 6g。

【用法】将晒干的黄芩切碎，投入 500mL 水中，火煎 20 分钟过滤；然后放入无菌纱条浸泡 3 天，即得黄芩纱条敷料。将患处用过氧化氢消毒后，敷上黄芩纱条，再覆以消毒纱布，用胶布固定，1 日 2 次，2 日为一疗程。

【适应证】痈肿切开引流之热盛肉腐型。

【出处】张树生，高普，李惠荣.《中药贴敷疗法》中国医药科技出版社，1988.

（五）冲洗法

🥣**处方 053**

鲜丝瓜 1 个。

【用法】将丝瓜洗净切碎，捣烂绞汁，频频冲洗患处，1 日 3 次，6 次为一疗程。

【适应证】痈疽不敛，疮口太深之热盛肉腐型。

【出处】王荣华，牛林敬.《偏方大全》上海科学普及出版社，2018.

（六）扑撒法

🥣**处方 054**

黄升、血竭、明雄、冰片。

【用法】上方按 1∶1∶2∶4 的比例混合后研成细粉末，装瓶内消毒后备用。用时创面或脓肿切开排脓，常规清洁创面脓液，将药粉均匀撒在创面上。如颈部、肩背部痈疮脓液不易洗净，可将药粉直接撒在脓液上，以药粉完全覆盖创面为度，再行包扎。1 日 1 次，脓液多可 1 日 2 次。

【适应证】痈肿切开引流之热盛肉腐型。

【出处】《中西医结合杂志》1989，（10）：12-13.

二、非药物外治法

（一）耳尖放血法

处方 055

双侧耳尖。

【操作】病人正坐，先按摩耳尖穴使之充血后，局部皮肤消毒，医者持无菌三棱针迅速点刺耳尖穴使之出血，用消毒干棉签擦拭，待出血 5~15 滴，出血量大约 1mL 时用棉签按压止血。每次取双耳尖穴放血，3 天 1 次。

【适应证】各种疖红肿期火毒凝结型。

【注意事项】取穴准确，严格执行无菌操作，避免感染。

【出处】王峥，马雯.《中国刺血疗法大全》安徽科技出版社，2017.

（二）艾灸疗法

处方 056

膻中、乳根、阿是穴、少泽等穴。

【操作】点燃艾条距穴位 1 寸左右灸烤，以病人感到温热为宜，灸后皮肤微微发红，并同时按摩局部。上述穴位各灸 5~10 分钟，1 日 2 次。发热者可取少商穴，用三棱针点刺放血，治疗同时将淤乳吸出。

【适应证】乳痈气血两虚型。

【注意事项】在艾灸过程中不要烫伤病人。

【出处】《山东中医杂志》2006，25（8）：509.

（三）隔姜灸

处方 057

鲜生姜、陈艾绒各适量。

【用法】取陈艾绒捏成底径 0.6cm×0.8cm、高 1~1.2cm 的圆锥形艾炷。另用鲜生姜切成如硬币厚的薄片，先用 75% 酒精棉球消毒患处四周，然后将姜片放在患处正中（用湿纸满覆患处，先干之处即是当灸之处），上置艾炷，点火灸之，灼热痛甚者可再垫一姜片。每次约灸 3~7 壮（每灸 3 壮，更换姜片 1 次），以痛者灸至不知痛、不痛者灸至知痛为度。灸后用毫针挑去上面粟粒样大小的白头或灸起的水疱，再敷以药膏。起病 1~3 日者，一般灸治 1~3 次即愈。

【适应证】实证痈疮初起火毒凝结型。

【注意事项】颜面部及已成脓者不宜灸治。

【出处】《中医杂志》1982，（9）：54.

（四）电火针烙法

处方 058

脓肿波动最明显处。

【操作】取脓肿波动最明显处，严格消毒手术视野，2% 普鲁卡因 2mL 局部浸润麻醉，随后穿刺，回抽有脓液，探查脓腔距体表的厚度和方向之后，右手持烧红的手枪式电火针烙入脓腔，这时有"刺空感"，即阻力突然消失的感觉，说明已进入脓腔，拔出火针，脓液随之流出。如果是深部脓肿，火针 1 次没有烙入脓腔，拔出烧红，重新再烙，直至烙入脓腔，引出脓液为止，再用止血钳伸入脓腔，扩一下引流口，挤压脓腔周围，使脓液充分流出，注意如有坏死组织填堵洞口，及时取出。较大的痈可以沿引流口向下稍微烙大创面，防止产生"袋脓"现象。棉球擦干创面周围脓液后，外敷地榆油（由地榆、香油组成）纱条，无需填塞，无菌纱布覆盖、固定，每日用地榆油纱条换药 1 次。

【适应证】体表脓肿热盛肉腐型。

【注意事项】避开大的血管和神经。

【出处】《中国针灸》2008，（1）：33–36.

（五）切开引流法

处方 059

脓肿部位。

【操作】病人取仰卧位，暴露脓肿部位，局部进行过氧化氢、碘伏消毒。消毒后铺巾。局部注射利多卡因进行局部麻醉。切口应选在波动明显处并与皮纹平行，切口应够长，并选择低位，以利引流。深部脓肿，应先行穿刺定位，然后逐层切开。

浅部脓肿：①一般不用麻醉。②用尖刀刺入脓腔中央，向两端延长切口，如脓肿不大，切口最好达脓腔边缘。③切开脓腔后，以手指伸入其中，如有间隔组织，可轻轻地将其分开，使成单一的空腔，以利排脓；如脓腔大，可在脓肿两侧处切开作对口引流。④松松填入湿盐水纱布或碘仿纱布，或凡士林纱布，并用干纱布或棉垫包扎。

深部脓肿：①先适当有效地麻醉。②切开之前先用针穿刺抽吸，找到脓腔后，将针头留在原处，作为切开的标志。③先切开皮肤、皮下组织，然后顺针头的方向，用止血钳钝性分开肌层，到达脓腔后，将其充分打开，并以手指伸入脓腔内检查。④手术后置入碘仿纱布条，一端留在外面，或置入有孔的橡皮引流管。⑤若脓肿切开后，腔内有多量出血时，可用碘仿纱条按顺序紧紧地填塞整个脓腔，以压迫止血，术后 2 天，用无菌盐水浸湿全部填塞敷料后轻轻取出，改换烟卷或凡士林纱布引流。

【适应证】体表脓肿热盛肉腐型。

【注意事项】避开大的血管和神经。

【出处】顾伯康.《中医外科学》上海科学技术出版社，2018.

综合评按：痈，中西医病名含义不同。中医学的痈绝大多数属于浅表脓肿和发生于身体各个部位的急性化脓性淋巴结炎。西医学的痈，相当于中医学的有头疽。痈的病因病机，中医学认为是某一部位的气血为毒邪壅塞而不通，致使局部皮肉间出现热盛肉腐而成脓。初期治宜清热解毒，消肿散结；若已成脓，则宜托里透脓，排脓祛腐，保持引脓通畅；当脓去腐脱，疮口敛迟者，则宜补益气血，托疮生肌。西医学认为是因毛囊、皮脂腺、淋巴管、汗腺为细菌感染，出现局部红、肿、热、痛，急性化脓，治疗以抗菌消炎、切开排脓、引脓扩创，增强免疫抵抗力等方法，两者的认识与治疗原则基本相同。中医外治法积累了丰富的经验。中药外治，可使药力直达局部，祛除病邪。如以黄芩纱条局部湿敷，治疗痈肿切开引流者，经 1000 余例有化脓病灶的临床观察，换药 2~3 次，均可愈合。痈的红肿期生地叶敷方、三棱针耳尖放血方法，都是较好的经验良方，有进一步推广研究的价值。但须注意，如病情严重，要及时应用抗生素抗感染治疗，中西医两者在临床上结合使用，相辅相成，防止败血症的发生，提高疗效。溃脓期，上方均掺入八二丹或九黄丹；如脓水稀薄而带灰绿色者，改掺入七二丹。若腐肉阻塞，脓液蓄积难出，可作十字形切开手术；收口期，用白玉膏掺生肌散。若疮口有空腔，皮肤与新肉一时不能黏合者，可用垫棉法、加压包扎，如无效时，则应采取手术扩创。痈的外治法十分丰富，宜多方并举，可达满意效果。

第五节　疽

疽者，阻也。指气血被毒邪阻滞而发于皮肉筋骨的疮肿。疽按早期"有头"和"无头"分为"有头疽"和"无头疽"两类不同性质的疾病。有头疽大多属于阳证，无头疽大多属于阴证。前者相当于西医学"痈"，后者因其病发部位不同而与西医的病名不同，如附骨疽相当于化脓性骨髓炎，脱骨疽相当于血栓闭塞性脉管炎，生在腋中的腋疽和生在股间的股阴疽相当于淋巴结结核，等等。《外科证治全书》云："阴疽之形，皆阔大不一，根盘坚硬，皮色不变，或痛或不痛，为外科最险之证。"

1.临床诊断

（1）有头疽　初起皮肤上即有粟粒样脓头，焮热红肿胀痛，迅速向深部及周围扩散，脓头相继增多，溃烂后状如莲蓬、蜂窝，范围常超过9cm，大者可在30cm以上。好发于项后、背部等皮肤厚韧之处，多见于中老年人及消渴病病人，并容易发生内陷。

（2）无头疽　初起无头，发无定处，多见于胁肋及四肢，具有漫肿、皮色不变、不红不热、酸多痛少（少数微红微热，疼痛彻骨）、难消、难溃、难敛的特点。发于四肢长管骨者多损骨，生于关节者易造成畸形。

2.中医分型

（1）火毒凝结型　局部红肿高突，灼热疼痛，根脚收束，迅速化脓脱腐，脓出黄稠，伴发热、口渴、尿赤，舌苔黄，脉数有力。

（2）湿热壅滞型　局部症状与火毒凝结型相同，伴全身壮热、朝轻暮重、胸闷呕恶，舌苔白腻或黄腻，脉濡数。

（3）阴虚火炽型　多见于消渴病病人。肿势平塌，根脚散漫，皮色紫滞，脓腐难化，脓水稀少或带血水，疼痛明显；伴发热烦躁、口干唇燥、大便燥结、小便短赤，舌质红，苔黄燥，脉细弦数。

（4）气虚毒滞型　多见于年迈体虚、气血不足病人。肿势平塌，根脚散漫，皮色灰暗不泽，化脓迟缓，腐肉难脱，脓液稀少，色带灰绿，闷肿胀痛，容易形成空腔，伴高热，或身热不扬，小便频数，口渴喜热饮，精神萎靡，面色少华；舌质淡红，苔白或微黄，脉数无力。

（5）气血双虚型　局部疮形平塌散漫，无高肿灼热，疮色灰暗无泽，可伴乏力、神疲、头晕、心悸、低热等，舌苔薄，脉细无力。

（6）寒湿阻络型　患趾（指）喜暖怕冷，皮肤苍白发凉，遇冷痛剧，间歇跛行，舌苔白腻，脉沉细，跗阳脉减弱或消失。

一、药物外治法

（一）熏洗法

🥣处方 060

散寒止痛洗方：羌活、白芷、乳香、没药、鸡血藤、牛膝、独活、红花、川乌、草乌。

【用法】上药煎水熏洗。

【适应证】寒湿阻络型脱骨疽。

【出处】王阶.《中医诊疗常规》中国医药科技出版社，2013.

🥣处方 061

露蜂房 30g。

【用法】上药加水 1000mL，煮沸 15 分钟，过滤去渣即成露蜂房洗剂。用时根据创面大小，取洗剂 200~500mL 放入碗中，浸泡冲洗创面，直至伤口的污物或脓液洗净为止，然后用清洁纱布松松覆盖，不可包扎过紧。对于坏死组织的创面，可将洗剂加温后再冲洗浸泡，每天 1~2 次。

【适应证】阳证火毒凝结型有头疽。

【注意事项】若伴有发热或中毒症状者，应酌情配合抗生素治疗。

【出处】黄宗勖.《常见病中草药外治疗法》福建科学技术出版社，1981.

（二）薄贴法

处方 062

乌金膏：川乌、草乌、独活、羌活、白芷、细辛、防风、血竭各 30g，乳香、没药、公丁香、母丁香、赤芍、桃仁各 36g，红花、木鳖、草麻仁、白及、自然铜各 30g，铁钓竿叶 60g，当归 90g，川三七 21g，甘草 15g，枫胶 12g，松香 500g，麻油 250g。

【用法】先将麻油煮沸，再加入松香、枫胶，俟熔化搅匀，将前药 23 味研末，入油内搅匀成膏，外贴患处。

【适应证】寒湿阻络型脱骨疽。

【出处】《福建中医药》1964，（6）：10.

处方 063

露蜂房 120g，公丁香 60g，荜茇 60g，细辛 60g，百草霜 60g。

【用法】研末，贮瓷瓶内备用。用时，取末 10g，太乙药肉 90g，加乳香、没药各 1.5g，烊化拌匀，摊膏贴敷。

【适应证】附骨疽毒、湿痰流注、乳疽及一切白色漫肿之阴性肿疡之气虚毒滞型。

【注意事项】本方功在温经通络、行血散结，非属寒性肿疡者不宜使用。

【出处】《上海中医药杂志》1957，（1）：24.

（三）湿敷法

处方 064

冲和膏：紫荆皮 150g，独活 90g，白芷 90g，赤芍 60g，石菖蒲 45g。

【用法】上药晒干，研为细末，葱酒调敷患处。

【适应证】痈疽发背气虚毒滞型。

【出处】《新中医》1954，（10）：21.

🥣处方 065

川乌、草乌、狼毒、甘草各 15g。

【用法】研为细末，以 7/10 蜂蜜，3/10 冷开水，未溃者全敷，已溃者只敷四周，留出头顶。

【适应证】搭背、脑疽、发背之气虚毒滞型。

【出处】《新中医》1954，（3）：20.

🥣处方 066

鲜苦瓜 30g（以长 10cm，直径 3cm 以下刚落花蒂者为佳），鲜紫花地丁 15g，田边菊 15g。

【用法】共捣烂如泥，局部外敷。干品按鲜品用药比例共研细末瓶装或温开水调成糊状后备用。局部清水洗净，以 0.5% 络合碘或 75% 酒精消毒，然后按略大于红肿范围的面积将药物摊在芭蕉叶上紧贴患处，外盖纱布固定，每日换药 1 次。

【适应证】有头疽初期湿热壅滞型、火毒凝结型。

【出处】《湖南中医杂志》1998，（5）：32.

（四）涂擦法

🥣处方 067

野芋根 1 只。

【用法】用醋磨如糊状，涂抹患处。

【适应证】脑后疽（又名对口疽）火毒凝结型。

【出处】《上海中医药杂志》1955，（10）：10.

（五）洗足法

🥣处方 068

水蛭 30g，土元 10g，桃仁 10g，苏木 10g，红花 10g，血竭 10g，川牛膝 15g，附子 15g，桂枝 20g，地龙 30g，甘草 15g，乳香 10g，没药 10g。

【用法】水煎取液，倒入木桶内浸洗，自小腿以下，都浸浴在温热的药液中。

【适应证】脱骨疽寒湿阻络型。

【出处】刘道清 .《中国民间疗法》中原农民出版社，1987.

（六）热熨疗法

🥣处方 069

当归、木香、血竭、制乳香、制没药各等份。

【用法】上药研末，入麝香少许，酒煮成糊状，做成饼，频频熨烫患处，每日 1 次，药冷为度。

【适应证】阴疽寒湿阻络型。

【出处】刘道清 .《中国民间疗法》中原农民出版社，1987.

（七）浸洗法

🥣处方 070

黄连粉 65g。

【用法】上药加水 2000mL，煮沸 3 次，每次 15 分钟，冷却备用。用时将药液置于瓷杯中，浸泡患指，药液以浸没全部病灶为度，每日 1 次，每次 1~3 小时，浸浴毕，可视情况进行常规换药，直用至痊愈。

【适应证】指骨骨髓炎湿热壅滞型、阴虚火炽型。

【出处】《中西医结合杂志》1985，6（1）：47.

（八）药捻法

🥣处方 071

壁虎 30 份，冰片 1 份。

【用法】壁虎研极细末灭菌 30 分钟后，加冰片（研末），根据窦道的大小、深度，用生理盐水浸泡的纱条蘸药植入窦道，每日 1 次，40 天为一疗程。

【适应证】慢性化脓性骨髓炎气虚毒滞型。

【注意事项】每次引流时须做常规病灶清除术。

【出处】《中医杂志》1986，27（9）：40-41.

（九）神火照疗法

处方 072

朱砂 6g，雄黄 6g，血竭 6g，没药 6g，麝香 1.2g。

【用法】诸药共研为细末。每次用药末 0.9g，以丝绵纸滚药末搓拈，长 23cm，麻油浸透，用时点燃烟熏患处。点着后离病灶半寸左右，徐徐照之。每日 2~3 次。

【适应证】发背疽气血两虚型。

【出处】《医宗金鉴》。

（十）桑柴火烘法

处方 073

新桑树根。

【用法】新桑树根数根劈条，各长 30cm，大如指粗，将桑柴条的一头点燃后吹灭，以阴火向患处烘烤，火尽再换，仍依前法。每次用 3~4 条，每日烘 2~3 次。

【适应证】发背疽气血两虚型。

【出处】《医宗金鉴》。

二、非药物外治法

（一）艾灸疗法

处方 074

疽疮周围循经取穴。

【操作】点燃艾条距穴位 1 寸左右灸烤，以病人感到温热为宜，灸后皮肤微微发红，并同时按摩局部。上述穴位各灸 5~10 分钟，1 日 2 次。发热者可取少商穴，用三棱针点刺放血，治疗同时将瘀血吸出；身体瘦弱者可配合足三里、三阴交等穴灸治。

【适应证】阴疽寒湿阻络型。

【注意事项】在艾灸过程中不要烫伤病人。

【出处】《山东中医杂志》2006, 25（8）: 509.

（二）火针疗法

处方 075

阿是穴：有头疽的脓头。

【操作】常规消毒，用中粗火针点刺各脓头，隔2日1次。粗火针刺新脓头，细火针在未针过之处，每隔2cm针之。

【适应证】有头疽湿热壅滞型、火毒凝结型。

【注意事项】①烧针务令通红白亮，否则不去病，反伤良肉。针刺要稳准，速度要快，速入疾出，先针疮之周围，再针疮之中央顶部；一般不留针，尤其是阳性病证，阴性病证视病情，可稍留针片刻，约0.5~5分钟。②针刺深度以针不过疮肿之基底约1/2~2/3，"用针当顶刺四五分""要乎得中，中病即已"，以防伤经络及健康组织，过浅则不治病。③每次针之数量多少，可视疮肿之范围大小、针之粗细等，灵活运用。疮肿小、针细者1~3针，疮肿大、针细者5~10余针；疮肿小、针粗者1针，疮肿大、针粗者3~5针。"核大者再针数孔也妙"。④针具选择：取清热解毒、消肿散结作用者，用细火针；取决脓引毒、助阳温通、托里排脓、生肌敛疮作用者，用粗火针；消散、决脓同用者，周围用细火针点刺以消肿散结，疮顶用粗火针决脓排毒。⑤针刺间隔时间：可视病人体质、针孔反应及针具的取用而异。取引热解毒、消肿散结作用者，隔日或隔2日1次；取决脓排毒、温通托里作用者，3~6日再针。针后可拔火罐，以助排毒水脓液。有毒液血水、脓液者，用消毒敷料拭干；针孔小、无脓者，可暴露针孔；针孔大，或有脓者，可敷无菌敷料或盖以膏药。

【出处】《针灸临床杂志》2006,（6）: 28-30.

（三）围刺法

处方 076

阿是穴：疽之漫肿处。

【操作】用5分长毫针于漫肿处间隔2~3cm围刺，浅针疾出，出瘀血如珠，以泻热毒，然后敷以箍围药，每日1次。经2~3次处治后，热毒得泻，肿势可获局限。

【适应证】有头疽之初起湿热壅滞型、火毒凝结型。

【出处】《湖北中医杂志》1990，（6）：2-3.

综合评按：疽之为病，常以局部症状为主，外用药物能直接作用于病灶，有效地起到排脓、消肿、止痛等效果。本节所选熏洗法、薄贴法、涂擦法、热熨疗法、浸洗法、药捻法等都是临床常用的有效方法，火针疗法和围刺法治疗有头疽可快速使疽之肿势局限。应该指出的是，对于全身症状明显的病人，应适当根据中医分型选用相应的中西医结合治疗方法，不可单纯依靠外治法。

第六节　面部疔疮

面部疔疮是指发生于颜面部的疮形如粟、坚硬根深、状如钉丁、病变迅速、易造成毒邪走散、有危险性的外疡。由于发病部位不同，名称各异。疔疮生于眉心者，叫"眉心疔"，又称"印堂疔"；生于两眉棱者，称"眉棱疔"；生于眼胞者，称"眼胞疔"；生于颧部者，称"颧疔"；生于人中者，称"人中疔"；生于人中两旁者，称"虎须疔"；生于口角者，称"锁口疔"，等等。名称虽繁，但其病因基本相同。本病多因脏腑积热，复经时令毒邪袭于肌腠，客于经脉，致使气血凝滞、火毒郁结而发。若火毒炽盛，内燔营血，则成走黄重证。本病相当于西医学颜面部疖、痈、蜂窝组织炎等急性化脓性感染。

1. 临床诊断

（1）多发于额前、颧、颊、鼻、唇等部。

（2）初期在局部为粟米样脓头，或痒或麻，继之红肿热痛，肿势范围虽然只有 3~6cm，但根深坚硬，如钉丁之状。

（3）颈部有臖核肿大疼痛。

（4）伴恶寒、发热等全身症状。若处理不当，或妄加挤压，或不慎碰伤，或过早切开等，可引起疔疮顶陷色黑无脓，四周皮肤暗红，肿势扩散，以致头面、耳、项俱肿，并伴有壮热烦躁、神昏谵语、舌质红绛、苔黄糙、脉洪数等，此乃疔毒走散，发为"走黄"之象。

2. 中医分型

（1）热毒蕴结型 疮形如粟粒，或痒或麻，可见红肿热痛，顶高根深坚硬；伴恶寒发热，舌红，苔黄，脉数。

（2）火毒炽盛型 疔肿增大，四周浸润明显，疼痛加剧，出现脓头，伴发热口渴、便秘溲赤，舌红，苔黄，脉数。

一、药物外治法

（一）透脓祛腐法

处方 077

水银 60g，火硝、皂矾、白矾各 180g，食盐 90g。

【用法】①上药共研末，入罐，置炭炉上熔化，待冷，将罐口倒置磁盘内，用 5 寸宽桑皮纸搓条涂上浆糊围合盘罐接合处，外用煅石膏粉调糊围住，勿令泄气，将盘罐置于装满黄沙之大缸体中，留罐底于沙外约 2cm。②先置 1~2 块燃板炭于罐底上文火烧 1 小时。继用 5~6 块燃板炭，文武火烧 1 个半小时，再用武火烧 1 小时，灭火。③取盘罐，见盘内如雪花样银针白霜即为五虎丹，装瓶备用。再将五虎丹研极细，取熟面少许放在玻璃板上，将丹面拌匀，轻搓成寸许细条，放纸上阴干，备用。④用时常规消毒患处，用手术刀直刺疔疮中心，使之流出恶血，纳入五虎丹引条，外敷黑膏药，3 日后取下。⑤一般可见疔头有小螺丝样毒物脱落，不脱落时，可用手术刀或镊子除去毒物。伤口点撒提毒散，1 日 1 次，外盖玉红膏。待毒去脓尽，改用生肌散，促其早日愈合。本方可清热解毒。

【适应证】面部疔疮热毒蕴结型。

【出处】《湖北中医杂志》1984，（8）：30-31.

（二）薄贴法

处方 078

千振膏：生麻黄、生半夏、生南星、生川乌、生草乌、桂枝梢、吴茱黄各 30g，僵蚕、白芥子、白蔹、白及、川断、白芷各 45g，生大黄、赤芍、当归、川芎、黄柏各 60g，忍冬藤 100g，陈皮、木鳖子各 40g，东丹（每1000g加料油 30g）、铜绿（每1000g加料油 10g）、松香各适量，新鲜榆、槐、桑、柳、桃树枝各 250g，麻油 5000g。

【用法】上药制成膏药，根据疔疮性质不同选用掺药（如四消散、红灵散、阴毒内消散、阳毒内消散等），使掺药对准疮顶贴于患处。2 日 1 次，连用 2~3 次为一疗程。

【适应证】面部疔疮热毒蕴结型。

【注意事项】若无掺药，亦可直接将膏药贴于患处。

【出处】《安徽中医学院学报》1988，（7）：28.

处方 079

千锤膏：蓖麻肉、松香各 60g，乳香、没药各 9g，银珠 15g，轻粉 12g，麝香 0.3g。

【用法】先将蓖麻肉、松香末入石臼内捣匀，加入后五味药同捣千余下。或将蓖麻油 60mL 加入松香，烊化后加入余药，搅匀，浸入冷水中备用。用时捏成薄片，外盖患处。

【适应证】面部疔疮热毒蕴结型。

【注意事项】千锤膏，历代外科方书记载尤多，药物方面，各方稍有差异。凌氏方制法特点是先将蓖麻肉、松香捣末后，再加入后五味药捣烂如红色膏药。如果深部脓疡溃后，脓腐不尽，则以本膏捏成枣核形，插入溃孔，可以提毒去腐。

【出处】凌云鹏.《临诊一得录》人民卫生出版社，2007.

（三）贴敷法

处方 080

木芙蓉叶 8 份，莲钱草 11 份，天仙子 3 份。

【用法】将前两味洗净晒干，然后将 3 味药分别进行低温烘干，研为细末，过 100 目筛，分别放置。用时，分别称取各药混匀灭菌，以温开水调匀成糊状，涂在纱布上，贴于患处，每日换药 1 次，3~5 日为一疗程。

【适应证】面部疔疮火毒炽盛型。

【出处】《湖南中医杂志》1989,（2）：34–35.

处方 081

芙蓉散（芙蓉叶 400g，山慈菇、大黄、黄芩、黄柏各 150g，杭菊、白及、白芷、寒水石各 100g，甘草、赤小豆、青黛、赤芍、制香附各 50g，共研细末）。

处方 082

芙蓉膏（芙蓉散 1 份，凡士林 4 份，调成膏）。

处方 083

苍耳虫（取苍耳虫浸入麻油内 7 天使用）。

处方 084

青红散（青黛 10g，红升 30g，熟石膏 60g。共研细末）。

处方 085

提毒散（轻粉、玄明粉、广丹、制炉甘石各 6g，黄芩、川黄连、血竭、冰片、制乳没各 3g，煅石膏 250g。研极细末）。

处方 086

黄药膏（当归、白芷、甘草各 6g，黄柏、生地、大黄各 9g，凡士林 1000g，熬开后放入药物熬枯去渣即成）。

处方 087

生肌散（轻粉、白芷、制乳没、炉甘石、白蜡各 6g，血竭、黄连、冰片各 3g，熟石膏 250g，研极细末）。

【用法】初期用芙蓉膏，每日换药 1 次。成脓期疮顶掺苍耳虫，贴芙蓉膏，周围肿处用芙蓉散麻油调刷，1 日换 1 次。疔疮已溃脓栓未落腐肉未脱者，可使用青红散，用时以微量撒于脓栓或腐肉上，一般 3~4 天，待脓液减少可换用提毒散或九一丹。后期脓尽新生，创面可用生肌散，再用黄药膏，1 日换药 1 次，至疮口愈合。

【适应证】面部疔疮火毒炽盛型。

【出处】《安徽中医临床杂志》1996, 8（4）: 46-47.

（四）扑粉法

处方 088

白石散: 白毛夏枯草 100g, 石灰 50g。

【用法】上方共研极细末, 过 80~120 目筛, 备用。用时在患处消毒, 排脓后撒上白石散, 伤口大者可覆以消毒纱布, 隔日 1 天。5~7 天为一疗程。

【适应证】颜面疔疮症见红肿热痛、全身症状明显、体温在 38℃以上者。

【出处】《浙江中医杂志》1983.

处方 089

白毛夏枯草 75g, 石灰 50g。

【用法】同上方白石散。一般 3~5 天为一疗程。

【适应证】颜面疔疮火毒炽盛型局部症状较轻者。

【出处】《浙江中医杂志》1983,（6）: 40.

（五）涂擦法

处方 090

六神丸 10~15 粒, 牛黄上清丸 1 丸（或水泛丸 10g）

【用法】将上药用适量凉开水浸透, 磨成药浆, 用棉签蘸取少许涂于患处, 每日 3~5 次, 连用 5 天。

【适应证】面部疔疮热毒蕴结型。

【出处】经验方。

（六）拔疔丹插入法

处方 091

拔疔丹: 蟾酥、硇砂、轻粉、白丁香、炙蜈蚣各 6g, 雄黄、朱砂各 12g, 麝香 0.6g, 白矾 3g, 制乳香 4g, 牛黄 3g。

【用法】上药共研极细末，加糯米粉适量，蒸熟拌捣，制成约麦粒大呈尖头钉状之药锭或如绿豆大小之药丸，晒干后瓷罐密贮备用。①凡疗疮初起无明显疮口时，在疮顶放置一粒拔疗丸，膏药外贴即可促使消退，有脓也可使之易溃。②疗疮有疮口时，取拔疗丹一粒徐徐插入疮口，疗疮多头者，可插入数粒拔疗丹，疮口有结者，应去除结痂后插入，然后加贴膏药封盖，勿令泄气，隔36~48小时更换敷料。

【适应证】颜面疗疮热毒蕴结型。

【出处】《中医药研究》1997，13（5）：38-39.

二、非药物外治法

（一）割治疗法

🥣 **处方 092**

T_1~T_8 夹脊穴。

【操作】①嘱病人俯卧位，在 T_1~T_8 棘突旁开 0.5 寸处依次从上到下反复按压，仔细寻找治疗所需夹脊穴，每次只选 1 穴。该穴处皮肤颜色一般为棕色、灰白色或暗红色，有按之不褪色小米粒大小的丘疹。如 8 个夹脊穴处均无明显颜色及按之无米粒大小样丘疹时，则以 T_5 旁开 0.5 寸处夹脊穴为治疗穴。②迎香疗在左侧颜面部时取右侧夹脊穴，在右侧时取左侧夹脊穴。③常规消毒穴区皮肤，用龙胆紫标记出所选穴位位置，用左手固定穴位，右手持手术刀，刀尖垂直于穴位处皮肤进刀，沿穴位做一纵行小切口（约 0.3~0.4cm，术前以穴位为中心用龙胆紫标记出切口长度），深度达浅筋膜（不宜过深），然后用无刃钩针在切口处轻轻勾出肌纤维，细者随钩而断，粗而坚韧者可用手术刀割断。④施术顺序为先切口中心，后上下左右，随后再用止血钳将切口周围皮下组织做钝性分离，以止血钳在切口处按摩至有酸麻胀等感觉为度，最后用消毒纱布压迫切口以防出血，拭净切口，创可贴固定。1 次为一疗程，一般 1 次而愈。⑤若治疗 1 次后全身症状明显减轻，局部硬结未完全消散时，可于 5~7 天后如法行第 2 次治疗。⑥注意要避开原治疗夹脊穴，在其余的夹脊穴处寻找治疗点，若在穴位处无明显颜色及按之无小米粒大小样丘疹，可取第 1 次割治所选夹脊穴的上一穴或下一穴施行割治。

【适应证】迎香疔热毒蕴结型。

【注意事项】①局部皮肤及针具要严格消毒，严格做到无菌操作以防止感染，若病人同时出现寒战高热、神志昏愦等险症者，应立即住院采用手术治疗，避免走黄的危险发生。②术后要保持创口清洁，24 小时勿沾水，以防感染。切口时应注意宜小而浅，忌盲目深刺，切口大时可先缝合，清洁创口，再用消毒纱布覆盖伤口，胶布固定。同时，要谨防晕针，有严重出血倾向者，慎用本法。

【出处】《中国针灸》2014，34（7）：661–662.

（二）针刺督脉反应点疗法

处方 093

主穴：背部反应点。配穴：恶寒发热者配曲池；唇部疔疮配双侧合谷；颧部疔疮配阳陵泉。

【操作】①寻找反应点：右手示、中、无名三指并拢如切脉状，沿第二胸椎至第六胸椎从上向下慢慢移动，至有搏动应指处即为反应点。②以 28 号 1 寸毫针，在反应点直刺 5 分左右，用泻法，得气后即可出针。出针后挤压反应点周围，使针孔出血。配穴亦均用泻法，不留针。每日 1 次，重者可早晚各 1 次。

【适应证】面部疔疮火毒炽盛型。

【注意事项】局部皮肤及针具要严格消毒，严格做到无菌操作以防止感染。

【出处】《江苏中医杂志》1986，（6）：29.

（三）体针疗法

处方 094

主穴：取督脉、手阳明经穴为主，选身柱、灵台、合谷、委中，配曲池、商阳。

【操作】消毒穴位区域皮肤，以毫针针刺，用泻法。

【适应证】面部疔疮热毒蕴结型。

【出处】《实用针灸辞典》知识出版社，1980.

（四）锋针点刺疗法

处方 095

所选穴位采用循经取穴、配穴、络穴、郄穴。如锁口疗：循经取地仓、颊车、足三里、内庭；配穴取承浆、灵台、膈俞、公孙；络穴取丰隆；郄穴取梁丘。

【操作】常规消毒后，用锋针飞快点刺经络穴位，刺入深度为 0.5~1 分，以刺出血为度。

【适应证】面部疔疮火毒炽盛型。

【出处】张雨竹.《疔疮点刺证治》人民卫生出版社，1987.

（五）火针疗法

处方 096

阿是穴（患病部位）。

【操作】常规消毒后，先用火针排脓，然后将醋胆膏放入针孔中，用敷料包扎，2~3 天换药 1 次，直至痊愈。

【适应证】面部疔疮火毒炽盛型。

【出处】《中国针灸》1989，（1）：50.

综合评按：面部疔疮虽然只是局部的炎性病变，但如果处理不当，会造成颅脑部感染，甚则危及病人生命，故素有"面无善疮"之说。对于面部疔疮的治疗，采用外治法，使药物直达病所，可直接杀灭致病菌，有消肿、止痛、排脓之功效。有的外治法还可起到其他方法所不及的良效，如上文介绍的贴敷法，据报道，治疗 26 例，其中 10 例经用抗生素无效，经此法治疗 4~6 日，全部获愈。有的疗法简便易行，不影响面部美观，随时随处都可自行治疗，据报道用火针治疗 90 例，治愈率为 100%。作者认为火针治疗不需切开排脓，痛苦少，疗效好，不留瘢痕。其他如涂擦法、扑粉法、割治疗法等亦各有特色，临床上可根据病情选用适当的治法。严重的面部疔疮，不能忽视内服中药及抗生素治疗。

第七节　颜面疔肿

颜面疔肿是一种发生于颜面部的急性化脓性皮肤病。其特点是发于皮肉之间，一般不损害筋骨，也不会造成陷证。相当于西医学面部疖。

1. 临床诊断

（1）初期在患处皮肉之间突然肿胀不适，光软无头，很快结块。表皮焮红（但少数病例初起时皮色不红，成脓期才转为红色的），灼热疼痛。

（2）化脓时局部肿势高突，疼痛加剧，可伴有发热等全身症状。

（3）溃后流出脓液，多数为稠厚黄白色，亦有夹杂赤紫色血块的。

2. 中医分型

（1）热毒壅盛型　红肿热痛明显，伴全身症状，高热不退，食欲不振，舌质红，苔黄或黄腻，脉滑数。

（2）气血虚弱型　初期白肿，灼热疼痛感不明显，脓液稀薄，舌质淡，苔白或黄，脉细弱，多伴有萎靡不振等全身症状。

一、药物外治法

（一）涂擦法

处方 097

大黄 96g，黄柏 96g，白及 32g，陈小麦 155g，红梅肉 4.5g，白芷 18g，乌金散 54g。

【用法】上药共研细末，用蜂蜜调成稀糊状，用时棉签蘸之涂于病灶周围，涂药范围应大于病灶边缘 2~3cm，每日 2~3 次，5 天为一疗程。

【适应证】颜面疔肿初期热毒壅盛型。

【出处】《中医杂志》1957，（7）:372.

处方 098

藤黄 10g，马钱子 6g，龙脑 6g，鲜猪胆汁 100g。

【用法】马钱子用砂拌炒软，去毛，研成细末，然后将藤黄、龙脑分别研成细末，将上药掺在胆汁中，备用。用时，以棉签或小毛刷蘸药汁涂在患处，涂药范围要比红肿范围大 0.5cm，每日涂药 2~3 次，5~7 天为一疗程。

【适应证】颜面疔肿初期热毒壅盛型。

【出处】《新中医》1981，（3）：26.

（二）湿敷法

处方 099

黄芩、黄柏、黄连各 10g。

【用法】将上药放入容器内，煎沸后 5~20 分钟，待冷却到 40℃左右，视病灶大小，取敷料块及毛巾折 4~5 层，面积稍大于病灶范围，浸透药液敷于患处。每次 1 小时左右，1 日 3~4 次，3 天为一疗程。

【适应证】颜面疔肿未溃者热毒壅盛型。

【出处】《湖北中医杂志》1985，（1）：20.

（三）薄贴法

处方 100

人参茎叶及杂根。

【用法】上药洗净，放适量水中煎煮 1 小时，去渣，再用文火煎至较稠之浸膏，装入宽口瓶中，高压灭菌 30 分钟后，将浸膏涂于消毒好的厚纸上贴于患处，2 日换药 1 次，3 次为一疗程。

【适应证】颜面疔肿属气血虚弱者。

【出处】《新中医》1981，（5）：12.

处方 101

75% 酒精棉球 1~4 个。

【用法】酒精棉球数量视疔肿大小而定（不要挤干），放在疔肿上面，然后用胶布或纱布条固定。8 小时取下，再敷上新的酒精棉球，疗程 3~7 天。

【适应证】颜面疗肿热毒壅盛型。

【出处】《中国农村医学》1988,（1）: 62.

（四）药包热敷法

处方 102

羌活 15g，防风 15g，赤芍 15g，吴茱萸 15g，细辛 15g，肉桂 15g，芫花 15g，当归 15g，白芷 15g。

【用法】上药共为粗末，加连须赤皮葱 250g 切碎，用好醋拌匀，炒烫后装入布袋，在痈肿出熨烫，冷则换之，遂痛遂熨，以痛解为度，次数不限。

【适应证】疗肿热毒壅盛型疼痛严重者。

【出处】刘道清 .《中国民间疗法》中原农民出版社，1987.

（五）综合外治法

处方 103

夏枯草 25g，金银花 30g，紫花地丁 40g，蒲公英 50g，连翘 15g，丹皮 15g，赤芍 30g，白薇 30g，白芷 30g。

【用法】上药共煎液，1/4 的药液留作湿敷，3/4 的药液用作熏洗，每日 1 次，3 次为一疗程。

【适应证】热毒壅盛型疗肿未化脓者。

【出处】刘道清 .《中国民间疗法》中原农民出版社，1987.

二、非药物外治法

（一）He-Ne 激光照射法

处方 104

阿是穴：疗肿部位。

【操作】面部疗肿早期仅有硬结伴胀痛时，可直接用 He-Ne 激光照射；若已有脓液形成，应将棉签蘸取 0.5% 碘伏溶液消毒疗肿及周围皮肤，用 5 号针穿刺抽取内容物，或用痤疮专用挤压器将囊肿壁刺破后（禁做面部切开引流），通过轻压方式将囊肿内脓血排净，再用 3% 过氧化氢溶液清洁消毒创面后，将 He–Ne 激光光斑直接对准疗肿处照射，激光波长为 632.8nm，功率为 30mW，距离 60~80cm，照射时间为 15 分钟，每日 1 次，5 天为一疗程。

【适应证】面部疗肿早期热毒壅盛型仅有硬结伴胀痛时。

【注意事项】挤压时手法轻柔，避免炎症扩散。

【出处】《齐齐哈尔医学院学报》2007，（16）：1966-1967.

（二）挑治法

处方 105

阿是穴：背部反应点。

【操作】①病人俯卧或反坐在靠背椅上，于患部对侧肩胛骨脊柱缘找到形似丘疹（稍突起于表面，针冒大小、圆形、暗红或棕褐色，也可为灰白或淡红色不等）压之不褪色的挑治点。②常规皮肤消毒，用 7 号以上注射针头或消毒缝衣针，沿与脊柱平行的方向从疹点底部穿过，挑破皮肤及皮内组织，再用针尖挑断皮下白色纤维样物（深约 0.2~0.3cm）。③挑治时需捏紧反应点周围皮肤以减轻疼痛。

【适应证】面部疗肿气血虚弱型。

【注意事项】治疗后盖上消毒纱布，2~3 天内不要洗澡以防感染。

【出处】《中国社区医师》2005，（5）：58.

（三）三棱针点刺放血

处方 106

示指、中指指尖皮肤。

【操作】示指、中指指尖皮肤及三棱针常规消毒后用左手捏住指尖，待病人指尖感觉麻木时，用三棱针快速刺入、拔出。刺入深度约为 1.5mm。后用左手用力捏挤，挤出 2~3 滴血为止。消毒干棉球护封。每日 1 次，6 次为一疗程。

【适应证】面部疗肿热毒壅盛型。

【注意事项】治疗后 2~3 天内不要洗澡以防感染。

【出处】《针灸临床杂志》1998，（7）：3-5.

（四）灯火灸法

处方 107

主穴：古骑竹马（约当第十胸椎之两侧各开 5 分）。

配穴：角孙、瘈脉。

【操作】取灯心草一段，蘸以麻油或茶油，点燃对准穴位迅速灼灸。在灼及穴位时，可听到"啪"声，病人并不感到灼痛。如果手法不准，蘸油太多或太少则听不到"啪"声，病人感到灼痛。4~5 天 1 次，每次灸治间隔 4~5 天。

【适应证】面部疖肿热毒壅盛型。

【注意事项】灸后局部保持清洁。

【出处】《中国针灸》1986，（1）：56.

综合评按： 颜面疖肿，尤其是发生于鼻孔及上唇者，因面部有丰富的淋巴管及血管网，且和颅内血管相通，故易引起海绵窦血栓性静脉炎、败血症，甚至脑脓肿等。因此，对这一疾病切不可轻视。上述中药外治之法，如涂擦法、湿敷法、薄贴法、药包热敷法等，在疾病初起尚未成脓全身症状不明显者，可单独应用，效果较好。据报道，用人参茎叶及杂根贴敷患处，治疗面部痈肿 11 例，痊愈 10 例，有效 1 例，总有效率 100%。其他如挑治法，有报道用此方法治疗 43 例，痊愈（于 1~5 天内疼痛消失，局部充血肿胀及硬结消失）39 例，痊愈率 91%。尚有非药物外治法如三棱针点刺放血、灯火灸法也颇具特色，临证时可酌情使用。而对于严重的以及多发面部疖肿等，可在大剂量抗生素治疗的同时，配合上述方法，以求稳妥。

第八节　臁疮

臁疮是发生于小腿下 1/3 胫骨两旁部位的肌肤慢性溃疡。文献有"裤边疮""裙边疮"之称，又因患病后常缠绵难愈，愈后仍遗留静脉曲张和色素沉着，每因外伤而复发，故名"老烂脚"。本病多发生于长期站立、负重行走、伴有下肢筋脉横解（静脉曲张）的病人。患病后，局部肤色乌黑，溃疡凹陷，边若缸口，脓水淋漓，久不愈合。若迁延时日，治疗不当，偶可发生癌变。西医学认为本病主要由于原发静脉曲张或继发静脉曲张，浅静脉破坏，深静脉功能不全，足部皮肤营养障碍及淤积性皮炎，继发外伤感染而成溃疡。

1. 临床诊断

（1）发病部位在小腿下 1/3 处，内臁多于外臁。

（2）局部初起常先痒后痛，色红，糜烂，迅速转为溃疡，溃疡大小不等，呈灰白或暗红色，表面附有黄色腐苔，脓水稀秽恶臭。病久溃疡边缘变厚高起，周边皮色暗黑，漫肿或伴有湿疮，难以收口，易反复发作。

（3）多见于下肢伴有静脉曲张或深静脉血栓形成综合征的病人。

2. 中医分型

（1）湿热瘀阻型　小腿溃疡，疮面色暗，可有脓苔，滋水秽浊，四周漫肿，可伴湿疹，重者恶寒发热，舌苔黄腻，脉滑或滑数。

（2）脾虚湿盛型　小腿溃疡日久，疮面色暗，滋水淋漓，患肢浮肿，面色萎黄，纳呆便溏，舌淡苔白腻，脉缓。

（3）气虚血瘀型　小腿溃烂经年，腐肉已脱，起白色厚边，疮面肉色淡白，疮四周肤色暗黑，板滞木硬，可有面色㿠白、神疲乏力、气短自汗，舌质淡，边见紫暗，苔白，脉虚细。

一、药物外治法

（一）贴敷法

处方 108

鲜桑根白皮、生石膏粉、生桐油各适量。

【用法】三味共捣烂，摊贴患处，大小视疮面而定，以覆盖患处为度，用绷带固定，每日换 1 次，疗程 3~12 天。

【适应证】臁疮湿热瘀阻型。

【出处】《浙江中医杂志》1988，（6）：254.

（二）涂擦法

处方 109

桉叶适量。

【用法】桉叶洗净，加水适量，煎 2 小时后去滓浓缩成糊剂备用。治疗时先用艾叶水（一味艾叶水煎）洗涤疮面后，涂擦桉叶糊剂，包扎，隔日换药 1 次，疗程 8~14 天。

【适应证】臁疮脾虚湿盛型。

【出处】《浙江中医杂志》1985，（1）：20.

处方 110

五黄液：黄连 40g（切片），黄柏 30g，黄芩 30g，大黄 20g，苦参 15g，冰片 5g。

【用法】上药用 95% 酒精 1000mL，浸泡 7 天备用。用时将棉签蘸五黄液揉擦发红皮肤，1 日 2~3 次，每次擦 20 分钟。

【适应证】湿热瘀阻型臁疮。

【出处】经验方。

（三）熏洗法

处方 111

鲜枸杞根半斤。

【用法】将鲜枸杞根洗净泥沙，加水 3000mL，煎熬成 2000mL 药液，倾入桶内，乘热熏蒸疮面，药汁减温后，反复清洗疮面，每次熏洗半小时左右，冬季适当缩短。熏洗完毕，待患肢晾干后，用宽胶布粘贴，以肉眼看不到疮面为度。1 日 1 次，冬季隔日 1 次。疗程 15~30 天。熏洗后有短暂麻痛不适，活动十几分钟自瘥。

【适应证】臁疮气虚血瘀型。

【出处】《浙江中医杂志》1985，（1）：20.

（四）薄贴法

处方 112

鸡蛋 10 只。

【用法】将鸡蛋煮熟后去白，蛋黄放入小铁锅中用文火炒煎至油出，挑出蛋黄，并投入数小块纱布拌均匀备用。清疮后用蛋黄油纱条薄贴溃疡面并包扎，1 日 1 次，疗程 10~30 天。开始几天可用炒黄的蛋黄末适量与油纱条共敷之。治疗期间抬高患肢，换药前用红外线照射 15 分钟。

【适应证】臁疮气虚血瘀型。

【出处】《浙江中医杂志》1985，（1）：20.

（五）湿敷法

处方 113

大的活蚯蚓 30~50 条。

【用法】①以凉水洗净活蚯蚓放入杯内任其吐出泥土，约 2~3 小时后，再经水洗放于洁净之玻璃杯内，然后撒白糖 15g，放在冷暗处经 12~15 小时，蚯蚓体内水分即全部渗出与糖溶化，遂成一种淡黄色黏液，然后去蚯蚓，将溶液过滤消毒（煮沸或高压蒸汽），即成蚯蚓水，放于冷暗处或冰箱内，以防腐臭。②用时先用生理盐水拭净患部，然后按创面大小剪纱布放入蚯蚓水内浸透，以消毒镊子将其敷于疮面，同时外敷消毒纱布 5~6 层，用绷带固定，每日或隔日 1 次，疗程 20~30 天。

【适应证】臁疮脾虚湿盛型。

【出处】《中医杂志》1957，（5）：18.

（六）擦洗法

处方 114

凤仙花连根叶 500g。

【用法】将凤仙花根叶煎汤，待药汤温度降至病人能耐受时，轻轻擦洗患处 15~30 分钟，1 日 1 次，疗程 25~35 天。

【适应证】臁疮湿热瘀阻型。

【出处】中医研究院.《常见病验方研究参考资料》人民卫生出版社，1970.

（七）淋洗法

处方 115

黄荆叶 200g。

【用法】将黄荆叶煎汤，待药汤温度降至病人能耐受时，用药汤反复淋洗患处。1 日 1 次，疗程 15~25 天。

【适应证】臁疮气虚血瘀型。

【出处】中医研究院.《常见病验方研究参考资料》人民卫生出版社，1970.

（八）综合外治法

处方 116

女贞叶 15~20 片。

【用法】将鲜女贞叶洗净放搪瓷皿内，加水适量煎汁熏洗患处后，再以煎热的女贞叶贴于疮口上（或用洗净的鲜叶捣烂敷患处），盖上纱布并以胶布固定。1 日换 2~3 次，疗程 15~25 日。

【适应证】臁疮脾虚湿盛型。

【出处】《中医杂志》1984，（8）：9.

处方 117

黄柏、蒲公英、苦参、当归、牛膝各 20g。

【用法】将药物放搪瓷皿内，加水适量煎汁熏洗患处 20 分钟后，配合微波照射，每次 20 分钟，每日 1 次。

【适应证】湿热瘀阻型臁疮。

【出处】《辽宁中医杂志》2003，4（30）：295.

处方 118

马齿苋。

【用法】取鲜马齿苋 25g 左右，加水 500~1000mL 煮沸渍洗，并清除坏死组织，继以神灯照射 30 分钟，再施马齿苋 200g 左右洗净放臼中捣烂，摊于无菌纱布上，敷于患处。一般 1 个月左右溃疡愈合。

【适应证】湿热瘀阻型臁疮。

【出处】经验方。

处方 119

苦参 30g，黄柏 10g，丹参 30g，苍术 15g，艾叶 10g，蚤休 25g，花椒 12g，大黄 10g。

【用法】上药加水 1000mL，煎煮 20 分钟后，用药液熏于患处 30 分钟，然后行高压氧治疗。

【适应证】湿热瘀阻型臁疮。

【出处】《四川中医》2008，26（8）：109.

二、非药物外治法

（一）艾灸法

处方 120

艾条。

【操作】在创面上放盐水棉球，点燃艾条围绕创面灸之，使病人感到温度适中即可。每次 30~40 分钟，每日或隔日 1 次。灸后外敷生肌橡皮膏或地榆油纱条。疗程 4~10 周。

【适应证】气虚血瘀型臁疮。

【出处】《四川中医》2016，34（9）：178–180.

（二）磁疗法

处方 121

800~1500 高斯中小磁片。

【操作】用旋磁机治疗 20 分钟后，按常规将溃疡面消毒后，根据患部大小，直接于溃疡面上放 1~4 块磁片，再敷以纱布，纱布上以胶布固定。一般贴 3 天，间歇半天。10 次为一疗程。

【适应证】臁疮脾虚湿盛型。

【出处】陈植.《磁疗法》人民卫生出版社，1999.

（三）缠缚法

处方 122

阔绷带绑缚。

【操作】外用药物贴敷于患处后，外加阔绷带绑缚患肢（或穿着弹力裤袜）。本法可使血流通畅、加速疮口愈合。

【适应证】辅助治疗气虚血瘀型臁疮。

【出处】《甘肃中医》2005，（6）：42–43.

（四）刺血疗法

处方 123

臁疮周围瘀斑。

【操作】疮面常规消毒，酌去疮口边缘似橡皮圈灰白色的厚坚皮。取三棱针沿疮周围瘀斑处快速垂直点刺（由密至疏，由深至浅，针距 2~3mm，拔针见血如珠为度），每周刺血 2 次，连续数周，待疮周暗紫色瘀血转至红色为止。

【适应证】臁疮湿热瘀阻型。

【出处】《云南中医中药杂志》2003，26（5）：42.

（五）特殊疗法

处方 124

蜂蜜庆大霉素混合液。

【操作】采取蜂蜜外涂治疗，将创面清洗后，取蜂蜜适量，加入庆大霉素注射液，调匀，然后用棉签蘸上混合蜂蜜少许，均匀地涂抹于溃疡面上，2~3 次 / 天。创面暴露不包扎。

【适应证】臁疮气虚血瘀型。

【出处】《菏泽医专学报》1994，6（3）：53.

处方 125

豆腐渣。

【操作】将豆腐渣在锅内加热，依据疮周红肿的范围，贴敷患处，变冷即可更换，直至创面愈合。

【适应证】臁疮脾虚湿盛型。

【出处】《中国中医药报》2014-7-18.

综合评按：徐灵胎《医学源流论》云："外科之法，最重外治。"故臁疮之病，在注重整体内治的同时，尤应注重在局部辨证基础上施以中医外治之法，体现在围药、膏药、熏洗、热熨、针灸等外治疗法中。中药外治臁疮有不少有效方法及方药，其中以贴敷法为临床常用。臁疮的辨证与诸多疾病一样是个动态变化过程，湿、瘀、虚、热为其病情发生发展的关键环节，又以疮面肉芽组织颜色、分泌物性质、气味及疮周肿势、颜色等局部特征为审证求因之要素。臁疮早期多存在湿热、血瘀，疮面有较多脓性分泌物且与周围组织界限欠清，此时尚不宜使用中药熏洗。经清热、利湿、化瘀等药物疮面外敷，配合局部缠缚治疗后，疮面分泌物减少，与周围组织界限清晰，此时使用中药熏洗，可明显改善疮周皮肤干燥皲裂、结痂脱屑、皮肤瘙痒、渗液等湿瘀阻络之征，减少了病人因皮肤瘙痒、结痂而搔抓导致的新发皮损溃破。多采用散剂、洗剂而不用油膏，盖因其轻薄，可使分泌物充分引流，使邪有出路。外治法可明显缩短臁疮病人溃疡愈合时间、减少溃疡复发，如臁疮周围瘀斑的刺血疗法等。综上所述，从臁疮的治疗来看，外治法有着独特之处并起着重要作用。中医外治法的优势就是可以将药物透过皮肤直接吸收，达到治疗的目的，而且简单方便，容易实施操作。

第九节 压疮

压疮为一种压迫性溃疡，因局部长期受压，影响血液循环，致皮肤组织营养障碍，组织坏死。病变可累及皮肤、皮下组织、肌肉直至骨骼。久病卧床，压迫成疮，称为压疮，亦称席疮。《外科启玄》中有"席疮乃久病着床之人挨擦磨破而成"的记载。本病西医学亦称压疮。

1. 临床诊断

（1）本病多见于瘫痪或长期卧床病人。

（2）好发于易受压和摩擦的部位，如骶尾部、髋部、背部、足跟部、枕部骨突出部位。

（3）受压皮肤初呈苍白、灰白色，继则暗红色斑片，境界清，中央色深，发展迅速也可于红斑上发生水疱，处理不及时发展成溃疡，局部皮肉腐烂流脓，脓液稀薄臭秽，溃疡上见灰色假膜坏死，经久不愈。创面蔓延扩大深达肌肉骨骼。

2. 中医分型

（1）气滞血瘀型　局部皮肤出现红斑，继而紫暗红肿或有破溃；舌边有瘀斑，苔薄，脉弦。

（2）蕴毒腐溃型　压疮溃烂，腐肉及脓水较多，或有恶臭，重者溃烂可深及筋骨，四周漫肿；伴有发热或低热、精神萎靡、不思饮食；舌红苔少，脉细数。

（3）气血两虚型　疮面腐肉难脱，或腐肉虽脱但疮色淡，愈合缓慢；伴有面色无华、神疲乏力、纳差食少；舌淡苔少，脉沉细无力。

一、药物外治法

（一）贴敷法

🥣处方 126

马勃 30g。

【用法】马勃去其外皮，剪成大小不等的薄片，经高压灭菌后备用。将马勃片置于疮面上，再用敷料覆盖，胶布固定，1 日 1 次，3 天为一疗程。

【适应证】压疮蕴毒腐溃型。

【出处】张树生，高普，李惠荣.《中药贴敷疗法》中国医药科技出版社，1988.

（二）薄贴法

处方 127

压疮膏：当归 30g，白芷 12g，紫草 6g，甘草 18g，生地 12g，象皮 9g，轻粉 6g，血竭花 6g，五花龙骨 9g。

【用法】取麻油 500g 煮沸后将前六味药分别放入，以文火炸枯捞出，过滤后继用文火加热，再将后三味药研极细末过筛后加入搅匀，兑白蜡 30g，凉后摊于纱布上，根据压疮面大小外敷于疮面上。1 日或隔热换药 1 次，1 个月为一疗程。

【适应证】压疮气滞血瘀型。

【出处】《中西医结合杂志》1987，（1）：49.

处方 128

蜂蜜。

【用法】先将蜂蜜与纱布按 20mL：10cm2 的比例制作成蜂蜜纱布，然后用 0.9% 氯化钠注射液清洗创面及创周，用清洁纱布将创面擦拭干后，将蜂蜜纱布敷于创面上，再覆盖清洁干纱布，每天换药 1 次或隔天换药 1 次。

【适应证】压疮气滞血瘀型。

【出处】《西南国防医药》2015，25（3）：322–324.

（三）扑撒法

处方 129

榆树皮 60g，小蓟 15g，紫花地丁 15g，蒲公英 15g，马齿苋 15g。

【用法】上药焙干，共研细末，消毒后外撒患处，每日 1 次，连用至愈。

【适应证】压疮蕴毒腐溃型。

【出处】韩家驹.《中药外治方药手册》陕西科学技术出版社，1990.

（四）涂擦法

处方 130

三黄冰片粉：黄连、黄芩、黄柏各 100g，冰片 5g。

【用法】上药打碎研末，过 20 目筛加冰片调匀再过 20 目筛 1 次，装入瓶中密闭保存备用。如创面无渗出，将三黄冰片粉用香油适量调涂局部，1 日 1 次，病愈为止。

【适应证】压疮蕴毒腐溃型。

【出处】《中西医结合杂志》1988，（8）：533.

（五）浸洗法

处方 131

无花果树叶。

【用法】上药去适量，水煎后待汤冷，皮肤可耐受时浸洗患处，1 日 2 次，7 天为一疗程。

【适应证】压疮气滞血瘀型。

【出处】《浙江中医杂志》1989.

（六）湿敷法

处方 132

干姜粉 10g，生姜汁 40mL。

【用法】上药经高压灭菌后，取蛋清 60mL，生理盐水 400mL，和好搅匀，用纱布敷料在配好的溶液里浸泡后，取出敷于疮面，隔 2~4 小时换药 1 次，或连续湿敷即可，10 天为一疗程。

【适应证】压疮气滞血瘀型。

【出处】《新中医》1990，（8）：18.

二、非药物外治法

（一）火针疗法

处方 133

阿是穴：压疮创面。

【操作】首先充分暴露压疮病灶，用 5 号或 10 号一次性注射器针头在酒精灯火上烧，令其通红，迅速刺入病灶，深度约 5~10mm，迅速拔针，均匀焯刺疮面数针，脓液渗出少者可不用纱布覆盖。

【适应证】压疮蕴毒腐溃型。

【注意事项】对压疮较深、开口小、形如烧瓶口者，不便直接使用此法。

【出处】《中国针灸》2008，28（2）：104.

（二）红外线灯照射法

处方 134

疮面局部。

【操作】清创换药后，病人取舒适体位，使用红光治疗仪，将光斑中心对准压疮处，距皮肤 10~15cm，照射时间 30 分钟，照射后创面以无菌棉垫覆盖。每日 1 次，1 周为一疗程，约 2~3 个疗程可治愈。

【适应证】Ⅱ、Ⅲ期压疮蕴毒腐溃型。

【注意事项】照射过程中嘱病人戴眼罩保护眼睛。

【出处】《实用医技杂志》2017，24（11）：1268–1269.

（三）封闭负压引流法（VSD）

处方 135

局部创面。

【操作】对创区严格清创，彻底止血，皮瓣手术修复创面，要超过伤口边缘与周围皮肤密合，变成闭合伤口，连接 VSD 敷料的硅胶管，另一端通过一个三通管与负压吸引装置连接，负压值定在 –125mmHg 为宜，也可根据创面和引流情况小幅调整，持续 5~7 天，负压装置拆除后，常规换药观察，术后 14 天拆线。

【适应证】Ⅱ、Ⅲ期压疮蕴毒腐溃型。

【出处】《中华损伤与修复杂志》2014，9（5）：531–532.

（四）灸法

处方 136

艾绒条。

【操作】取艾绒条两根并用，点燃，以雀啄法灸疮面，回旋法灸疮面周围肿胀处，1 日 1 次，每次灸 20 分钟，10 天为一疗程。

【适应证】压疮气滞血瘀型。

【出处】《上海针灸杂志》1985.

（五）艾灸合艾灰外敷

处方 137

艾条、艾灰。

【操作】常规消毒，清创后，局部艾灸 20~30 分钟，艾灸完毕后将燃尽且冷却的艾灰敷于创面，后以干纱布覆盖，每日 2 次。

【适应证】压疮气滞血瘀型。

【出处】《中国中医药现代远程教育》2015，13（40）：42–43.

（六）高压氧疗法

处方 138

纯氧。

【操作】采用空气加压高压氧舱，治疗压力为 0.2MPa（2.0ATA），升压 20 分钟，稳压 70 分钟，减压 30 分钟左右，稳压时面罩吸纯氧 60 分钟，中间改吸空气 10 分钟，每日 1 次，10 次为 1 个疗程。压疮因局部创面血供障碍，常不易愈合，高压氧治疗可加速溃疡愈合。

【适应证】压疮气滞血瘀型。

【出处】《重庆医学》2005，34（7）：1021.

（七）电针围刺法

处方 139

阿是穴：创面周围皮肤。

【操作】常规消毒，选用 0.25mm × 30mm 一次性针灸针，在所选取压疮创面的上、下、左、右 0.5cm 各针刺 1 针，针刺深度 0.5 寸，用电子脉冲治疗仪导线端连接针柄端，用以输送脉冲电流，电流为 0.5mA，频率为 5Hz。每次 15 分钟，每日 1 次。

【适应证】压疮蕴毒腐溃型。

【出处】《实用中医药杂志》2015，25（3）：241-242.

综合评按：压疮初起受压部位皮肤出现暗红，渐趋暗紫，可出现水疱，继之色黑，痛或不痛，疮周肿势平坦散漫；可发生皮肤坏死，液化溃烂，脓液臭秽，范围扩大，腐肉脱落，形成溃疡，深及筋膜、肌肉、骨膜。若疮面腐肉渐脱，新肉生长，色泽鲜红，疮周皮肉生长较快者，压疮可愈合。若腐烂蔓延不止，溃疡日渐扩大，肿势继续发展，溃疡出现绿色脓水，腥臭稀薄，或如粉浆污水，伴体虚形瘦者，则压疮迁延难愈，甚至出现脓毒走窜、内传脏腑之重症，预后较差。压疮以外用药治疗为主。文中所介绍的各种方法，都很有疗效。如药物外治法的薄贴法、扑撒法、湿敷法，非药物外治法的封闭负压引流、火针疗法、红外线灯照射法、电针围刺法、高压氧疗法都各具特色。本病要注意护理，对长期卧床病人应定时翻身；易受压部位应保持皮肤干燥，床褥平整柔软，或用气垫床，或用 50% 酒精擦洗，或滑石粉外搽，根据全身状况可酌情配合抗生素治疗。

第十节　红丝疔

红丝疔是发于四肢、皮肤呈红丝显露、迅速向上走窜的急性感染性疾病。可伴恶寒发热等全身症状，邪毒重者可内攻脏腑，发生走黄。《医宗金鉴·外科心法要诀·疔疮》曰："又有红丝疔，发于手掌及骨节间，初起形似小疮，渐发红丝，上攻手膊，令人寒热往来，甚则恶心呕吐，治迟者，红丝攻心，常能坏人。"指出了红丝疔的临床表现、特征及预后。本病相当于西医学急性淋巴管炎。

1. 临床诊断

（1）该病好发于前臂及小腿的内侧，多有疖、痈、疔疮或皮肤破伤或手足癣。

（2）先在原发病灶处有红肿热痛，继则有红丝一条，由前臂或小腿迅速向躯干方向走窜，上肢导向肘部而及腋窝，下肢导向膝部而及腹股沟，附近淋巴结肿痛。

（3）伴有轻重不同的全身症状，如恶心、发热、头痛、食欲不振、周身无力。

（4）白细胞增高。

2. 中医分型

（1）热毒入络型　红丝较细，仅伴恶寒、微热，舌质淡红，苔薄白或微黄，脉浮或浮数。

（2）火毒入营型　红丝粗肿明显，迅速成向心性蔓延。全身高热，烦躁，口渴，头痛，舌质红，苔黄腻，脉滑数。

（3）变证　红丝走窜出现走黄者，症见寒战、高热、神昏谵语，舌质红绛，苔黄糙，脉细数。

一、中药外治法

（一）熏洗合外敷

处方 140

白薇 30g，苍术 10g。

【用法】上药煎成一碗，药液外洗患处后，将药渣乘热捣烂，敷于患处，用纱布固定，每日换药 1 次，2~3 天为一疗程。

【适应证】红丝疔热毒入络型。

【出处】《新中医》1989，（6）：24.

处方 141

雄黄 15g，冰片 3g，川大黄 15g。

【用法】上药共研细末，凡士林适量调成膏状，敷于红线发源处，1 日换药 2 次，3~5 天为一疗程。

【适应证】红丝疔热毒入络型。

【出处】《赤脚医生杂志》1976，（2）：10.

处方 142

芭蕉树干 1500g，石菖蒲根连叶 100g。

【用法】上药共研细末，凡士林适量调成膏状，敷于红线发源处，1日换药2次，3~5日为一疗程。

【适应证】红丝疔热毒入络型。

【出处】刘道清.《中国民间疗法》中原农民出版社，1987.

处方143

加味金芙膏：天花粉50g，大黄25g，姜黄25g，黄柏25g，白芷25g，南星10g，厚朴10g，陈皮10g，甘草10g，苍术10g，芙蓉叶15%，七味内消膏20%（官桂12g，公丁香12g，生南星12g，樟脑12g，山奈12g，牙皂6g，白胡椒3g）。

【用法】加味金芙膏加蜂蜜或醋调成糊状，冬日结块时可在微波炉中高火加热10秒使其软化。均匀涂在双层纱布上，外敷范围超过红肿1~2cm即可，每日更换1次。7天为一疗程。

【适应证】红丝疔热毒入络型。

【出处】《实用中西医结合临床》2012，12（3）：44–45.

（二）鲜药捣敷法

处方144

鲜蒲公英120g，雄黄6g，冰片少许。

【用法】蒲公英用冷开水洗净，捣成泥状，雄黄及冰片研极细末，与蒲公英泥混合均匀，即成蒲黄膏（此膏保存时间不宜超过24小时，最好随用随制）。使用时，将此膏摊于牛皮纸上，敷于患处，每天换药1~2次，3~5天为一疗程。

【适应证】红丝疔热毒入络型。

【出处】《上海中医药杂志》1965，（4）：13.

处方145

鲜马齿苋500g，苍术10g。

【用法】加水600mL，煎成300mL，一次顿服，药渣捣碎敷患处，每日1剂，连用2剂。

【适应证】红丝疔热毒入络型。

【出处】《中医杂志》2005，46（7）：48-49.

（三）涂膏法

处方 146

胆油拔毒膏（猪胆汁、烟油）。

【用法】将猪胆汁放入铁勺中，加入从陈旧旱烟杆内取出的少量黑色烟油。将铁勺在火上加热，边加热边搅拌熬成黑褐色黏稠膏药即可。敷膏药于红丝处，每次 30 分钟，每日 2 次。

【适应证】红丝疔热毒入络型。

【出处】刘道清.《中国民间疗法》中原农民出版社，1987.

二、非药物外治法

（一）刺血法

处方 147

阿是穴（指红线）。

【操作】皮肤常规消毒后，先用三棱针在红线头和尾各点刺一针，使其出血，然后在红线上寸寸点刺，使针针出血，所出之血均色暗红，用消毒干棉球擦去血液。片刻后即见红线颜色转淡，直至红线消失病愈。

【适应证】红丝疔火毒入营型。

【注意事项】施术部位严格消毒；点刺深度勿过深。

【出处】《中国针灸学会临床分会年会暨全国针灸临床学术研讨会论文集》2014：65.

（二）火针法

处方 148

阿是穴：指原发病灶。

【操作】①皮肤常规消毒后，找准原发病灶后，将针在酒精灯上烧红，对准病灶快速刺入，深约 0.3~0.5mm，待病人疼痛时针已拔出。一般肿势不大、范围较小的病灶，1 次刺 3~5 针；肿势较大者，可刺肿块周围，每处只刺 1 针，不超过 5 针。②对红线粗硬、压痛明显者，可在红线上截刺，每处只刺 1 针，不超过 3 针。要求针刺使病人痛者不痛、痒者不痒为度。刺后局部酒精消毒，敷上黄连软膏，外盖无菌敷料，胶布固定。

【适应证】红丝疔火毒入营型。

【注意事项】施术部位严格消毒；点刺深度勿过深。

【出处】《新中医》1988，20（3）：38.

（三）体针法

处方 149

主穴：新奇、阿是穴。配穴：灵台、大椎。新奇穴位置：红线顶端 1cm 处。阿是穴位置：此指红线顶端。

【操作】以主穴为主，每次取 1 穴；效不显时加配穴。新奇穴行常规消毒后，用 30~32 号 2~3 寸不锈钢毫针，与皮肤成 30°角刺入，待针尖通过皮肤后，即将针体放平，贴着皮肤表面，沿皮肤下循直线向"红线"顶端方向进针。进针要慢，要无酸、麻、胀、痛等得气感，否则表示针刺较深，应重新将针尖退至皮下更表浅地刺入。待至"红线"顶端离"红线"1~2mm 处捻针，留针 5~15 分钟。其间，行针数次，观察红线消失情况，经捻转及留针 2~3 次后，待红线消失到 1.5~2.5cm 长时，取针。阿是穴，用 1 寸毫针刺一针，针尖向下，然后沿红线正中每隔 2 寸向下针刺一针，直到病灶。进针深度 0.5~1 寸，留针 30 分钟。配穴用 28 号毫针行泻法，提插捻转 2 分钟后，取针。每日 1~2 次，不计疗程，以愈为期。

【适应证】红丝疔热毒入络型。

【注意事项】施术部位严格消毒；必须有得气感。

【出处】《中国针灸》1997，17（8）：20.

（四）综合疗法

处方 150

主穴：局部阿是穴（红肿部位边缘）、合谷、太冲；配穴：高热者加十二井穴、大椎，局部红肿热痛且红丝明显者，加用砭镰法。

【操作】① 75% 酒精棉球常规消毒后，采用长 40mm 毫针，红肿部位边缘用围刺法，即与红肿皮肤表面呈 15° 角刺入，沿皮向中心平刺 15mm，行捻转泻法。②双侧合谷、太冲直刺 20mm，行捻转泻法；十二井穴用三棱针点刺出血，出血量约 3~5mL；大椎向上斜刺 20mm，行提插捻转泻法。针刺以局部出现明显的酸、麻、胀、痛感为度，每 10 分钟行针 1 次，留针 30 分钟，每日治疗 1 次。③红丝明显者采用砭镰法，用三棱针在红丝尽端（即颜色变浅处）浅刺皮肤，将其挑断，或沿红丝所行部位，寸寸挑断。④具体方法为采用拇指同身寸法，每隔 1 寸，左手夹起施术部位的两侧，右手持针迅速刺入约 0.3cm 挑断红丝，并用拇指和示指挤压针孔周围皮肤令其出血，出血量约 3~5mL。

【适应证】红丝疔热毒入络型。

【注意事项】施术部位严格消毒；砭镰法深度勿过深。

【出处】《中国针灸》2008，28（7）：549–550.

综合评按： 红丝疔相当于西医学急性淋巴管炎。粗的红丝一条，《肘后方》名"隔病"，俗称红筋胀。古医籍中亦有称"血箭疔""赤疔""红演疔""血丝疔"。唐代以前的文献尚未对本病明确记载。宋·严用和《济生方·疔肿论治》明确指出本病应属疔疮范畴，且提出刺血法。谓："有红丝疮证，乃疔疮之类……其疮生手足间，有黄泡，其中或紫黑色，即有一条红丝，迤逦向上而生，若至心腹，则使昏乱不救；其红丝或生三两条者。治法以针横断红丝所至之处，刺之，只使出血，以膏药敷之，更不复发动即愈也。"《外科正宗》在治疗方面主张"用针于红丝尽处挑断出血，盖膏，内服汗药散之自重。凡治此证，贵在乎早"，立论颇为中肯。《疮疡经验全书》则提出了"毒灌经络"的发病观点，使红丝疔的因机证治等理论趋于完善。

红丝疔多继发于疖痈疔疮或皮肤破损，所以治疗原发病是主要的。本节所介绍的外治法也多施于原发病灶，以清热解毒、祛瘀消肿。据报道，贴敷法用于红丝疔，1~2 天后即可止痛，随后红肿消退，治疗 24 例，全部痊愈，无 1 例走黄。胆油拔毒膏用治此病，12 例经 1~2 个疗程后亦全部治愈。非药物外治法如刺血法、火针法等对于本病的治疗，经临床应用都取得了确切的效果。

本病轻者红丝较细，无全身症状，可单纯应用上述诸方。若重者，红丝较粗，并伴有发热、头痛、食欲不振等，应及时应用抗生素及内服中药，以免进一步恶化，引起走黄。

第十一节　蛇头疔

蛇头疔是指疔毒发于手指末端，肿胀形如蛇头者。若发于手指螺纹处者，又称螺疔。《医宗金鉴》卷六十八有："蛇头疔发自指端筋骨，根深毒重，天蛇毒发自指端肌肉，其毒稍轻。"本病相当于西医学脓性指头炎。

1. 临床诊断

（1）多有指端外伤史。

（2）开始指尖有针刺样疼痛，逐渐患指肿胀严重，手指末节呈蛇头状肿胀。酿脓时剧烈跳痛，患肢下垂时疼痛更甚，局部触痛明显，约10天左右成脓。后期溃后如脓水臭秽，经久不尽，余肿不消，多是损骨的征象。

（3）中期常伴发热、头痛、全身不适等。

（4）透光试验：有脓时，手指上面可有深黑色的阴影；如尚未化脓，则清晰鲜红。

（5）血白细胞和中性粒细胞计数升高。

2. 中医分型

（1）热毒蕴结型　指端麻痒而痛，色红不明显。继而刺痛，焮热肿胀，肿势逐渐扩大。舌红，苔黄，脉数。

（2）火毒炽盛型　手指末节呈蛇头状肿胀，酿脓时有剧烈的跳痛，下垂时疼痛更甚，触痛明显。约10天左右成脓。常伴有恶寒、发热、头痛、全身不适等症状。舌红，苔黄，脉数。

一、药物外治法

（一）浸洗法

处方 151

黄连 65g。

【用法】黄连加水 2000mL，煮沸 3 次，每次 15 分钟，冷却备用，不去渣，不加防腐剂。其溶液呈深暗黄色，澄清透明，约 1800mL 左右。用时将药液置于瓷杯内，浸泡患指，药液以浸没全部病灶为度。浸泡 3 小时后拭干，外敷黄连纱条，消毒纱布包扎，胶布固定。1 日 1 次，疗程一般 5~10 天。

【适应证】蛇头疔热毒蕴结型。

【出处】《中西医结合杂志》1985，（10）：604-605.

（二）贴敷法

处方 152

葱白 2 寸左右，红糖 6g。

【用法】两药共捣烂，涂敷料上，包裹患处。2 日 1 次，一般 3~5 次即可愈。

【适应证】蛇头疔热毒蕴结型。

【出处】《辽宁中医杂志》1980，（12）：44.

（三）药衣法

处方 153

完整辣椒 1 个，桐油适量。

【用法】将辣椒去蒂、仁，倒入适量的油，套在患指上，松紧合适地固定椒皮囊口，使油不外溢。如椒皮干可涂少量桐油，以保持油润，至愈。疗程 4~8 天。

【适应证】蛇头疔热毒蕴结型。

【出处】《中医杂志》1982，（7）：30.

处方 154

新鲜猪苦胆（连汁），雄黄少许。

【用法】将新鲜猪苦胆（连汁）加入雄黄少许，将患指浸入胆汁中，扎紧，隔日换药 1 次，夏季 1 日一换，一般连续用药 4~6 天即愈。

【适应证】蛇头疔热毒蕴结型。

【出处】刘道清.《中国民间疗法》中原农民出版社，1987.

（四）湿敷法

处方 155

蒲公英 15g，野菊花 15g。

【用法】将上药加水 2000mL，煎汁约 1000mL，每日用此药液湿敷患处 3~4 次，每次半小时。疗程 3~5 日。

【适应证】蛇头疔热毒蕴结型。

【出处】《上海中医药杂志》1983，（3）：25.

（五）温杯灸法

处方 156

艾绒 60g。

【用法】将艾绒放入杯子内，用火点燃，以艾绒烟对准患处，灸 20~30 分钟，1 日 1 次，疗程一般 7~12 天。施灸前应行局部清洁或排脓，无脓者在红肿疼痛处点刺出血。

【适应证】蛇头疔热毒蕴结型。

【出处】《云南中医杂志》1986，（3）：36.

（六）涂擦法

处方 157

雄黄末适量。

【用法】以适量米醋调雄黄末，涂擦患处，1 日 3 次，疗程 5~8 日。

【适应证】蛇头疔未溃者，热毒蕴结型。

【出处】中医研究院.《常见病验方研究参考资料》人民卫生出版社，1970.

处方 158

蟾酥 1.5g。

【用法】蟾酥研成细末，以茶油适量，稠成稀糊状，备用。使用时，先将患部用浓冷之茶（苦丁茶）汁洗净，揩干，然后用消毒棉签蘸药搽上，外用消毒纱布包好，每日 2 次。敷药后局部有清凉舒适感，疼痛显著减轻，三四天后，溃疡处即可愈。

【适应证】蛇头疔热毒蕴结型。

【出处】《中医杂志》1965，（9）：38.

处方 159

活蜘蛛。

【用法】用活蜘蛛取汁外涂患处，一日数次，3 日而愈。

【适应证】蛇头疔热毒蕴结型。

【出处】刘道清.《中国民间疗法》中原农民出版社，1987.

（七）薄贴法

处方 160

鲜白蔹适量，醋适量。

【用法】将鲜白蔹切成薄片，放入醋中浸泡备用。用时取白蔹片贴患处。2 日 1 换，疗程 6~10 天。

【适应证】蛇头疔初起热毒蕴结型。

【出处】《安徽单验方选集》安徽人民出版社，1972.

（八）涂膏法

处方 161

独头蒜 1 头，米醋 200mL，猪苦胆（取汁）1 个。

【用法】将蒜去皮捣烂，加米醋、猪胆汁在火上煎熬成膏。冷却后，涂满患指，绷带包扎，每日换药 1 次。

【适应证】蛇头疔热毒蕴结型。

【出处】《四川中医》1992，（3）：40.

二、非药物外治法

（一）循经取穴针刺法

🥣处方 162

取其所在经络的郄穴、荥穴、合穴。

【操作】常规消毒，毫针直刺或斜刺，斜刺针尖指向病所，采用提插补泻或捻转之泻法，强刺激，进针后留针 10 分钟，其间运针 3 次。日 1 次针刺。发热者，取大椎穴，三棱针点刺放血约 1mL。

【适应证】蛇头疔火毒炽盛型。

【出处】《辽宁中医杂志》2007，（2）：218-219.

（二）首尾循经取穴法

🥣处方 163

蛇头疔所在经络的首止穴。

【操作】如右示指的蛇头疔：针刺左侧迎香穴（右侧大肠经止于左侧鼻旁）与右侧商阳，迎香沿鼻唇沟方向刺入 0.5 寸，商阳向腕关节方向斜刺 0.1 寸，留针 1 小时。

【适应证】蛇头疔火毒炽盛型。

【出处】《上海针灸杂志》2008，（2）：50.

（三）刺血拔罐法

🥣处方 164

肝俞穴。

【操作】取肝俞穴（交叉取穴，即左取右，右取左）局部消毒后，以三棱针刺入 0.5cm，后再用火罐或真空穴位拔罐器拔 10 分钟左右。

【适应证】蛇头疔初起火毒炽盛型。

【出处】《中西医结合杂志》1991，（4）：217.

（四）温和灸法

🥣 处方 165

患处。

【用法】病灶部已化脓者，用 0.9% 生理盐水清洗患处，用三棱针点刺放出脓液；嵌甲者，剪去部分指甲；肉芽增生者，用三棱针点刺破坏肉芽组织，然后点燃艾卷熏烤患处，灸约 15~30 分钟，灸后以消毒纱布包扎患指。1 日 1 次，10 次为一疗程。

【适应证】蛇头疔热毒蕴结型。

【出处】《安徽中医学院学报》1986，（1）：44.

综合评按：蛇头疔是指生于手指末端肿胀如蛇头的疔毒。本病的发生内因是由于脏腑积热，外因是手部感染毒邪，而致火毒积聚，气血凝滞为患。主要依据指外伤或虫咬伤史，生于指头，初起或痒或麻，逐渐焮热疼痛，色红或紫暗，有时红肿疼痛不明显，但化脓时则肿势扩大，红肿明显，疼痛剧烈，甚至影响入睡。溃后脓出黄稠，逐渐红肿消退，疼痛减轻，日渐趋向愈合。中药外治蛇头疔，疗效比较肯定。本节中浸洗法、药衣法，方法简便，药材价廉，可适用于各期蛇头疔，当为首选。对于中期化脓性蛇头疔，一般应在指侧面行纵向切口，切开排脓，再选用合适的外治法及外用药。蛇头疔合并指骨骨髓炎有死骨存在者，应及时外科清除死骨。

第十二节　丹毒

丹毒是以患部突然皮肤鲜红成片，色如涂丹，灼热肿胀，迅速蔓延为主要表现的急性感染性疾病。本病发无定处，根据其发病部位的不同又有不同的病名。生于躯干部者，称内发丹毒；发于头面部者，称抱头火丹；发于小腿足部者，称流火；新生儿多生于臀部，称赤游丹毒。本病相当于西医学急性网状淋巴管炎。

1. 临床诊断

（1）本病多见于年老体弱者及婴儿，好发于小腿、头面等处。

（2）起病急骤，恶寒发热，患处焮红肿赤，色如涂丹，轮廓鲜明，压之褪色。继而迅速蔓延扩展，有时可出现水疱或血疱。

（3）四季均可发生。

（4）易于反复。

2. 中医分型

（1）湿热毒蕴型　起病急骤，患处焮赤肿红，触之灼热，疼痛剧烈。伴壮热恶寒，恶心呕吐，烦躁易怒，渴喜冷饮，便干溲赤，舌红苔黄，脉洪数有力。

（2）湿热下注型　下肢患处焮红肿痛，屡发不愈，舌质红，苔薄黄，脉滑数。

（3）若迁延失治，致壮热不退，神昏谵语，烦躁不宁，口大渴，便干溲赤，苔黄腻，脉洪数，按疔疮走黄处理。

（4）若先天不足，后天失养，正气无力御邪外出，致皮损不愈，烦躁不宁，甚至神识昏蒙，四肢厥冷，面色苍白，舌绛，脉细弱，按陷证处理。

一、药物外治法

（一）溻渍法

处方166

金银花、黄柏、紫花地丁、虎杖、连翘、牡丹皮、赤芍、土茯苓各12g。

【**用法**】将上药取煎剂制成纱布药垫温敷局部，每日2次，每次30分钟。

【**适应证**】湿热毒蕴型丹毒。

【**出处**】《光明中医》2015，30（1）：78–79.

（二）外敷疗法

✑处方 167

清解散：大黄、黄柏、玄参、紫花地丁、蒲公英、苍术、石膏各 1000g，青黛 300g，薄荷 100g。

【用法】研细末，密封备用。取清解散适量，陈醋调敷患处，超出红肿范围 1~2cm，每日 1 次，湿润为度，并抬高患肢。

【适应证】湿热毒蕴及湿热下注型丹毒。

【出处】经验方。

（三）鲜药捣敷法

✑处方 168

新鲜野菊花叶、鲜地丁全草、鲜蒲公英等捣烂外敷。

【用法】将新鲜采集的生药洗净后捣烂，直接敷于患处，起到清热解毒、消肿止痛、收敛止血等治疗作用。

【适应证】湿热毒蕴型丹毒。

【出处】顾伯康.《中医外科学》上海科学技术出版社，2018.

（四）贴敷法

✑处方 169

紫草片 30g，黄连 3g，冰片 0.3g，茶油 500g。

【用法】上药共研细末，用茶油调成糊状，外敷患处，日 2~3 次，5~7 天为一疗程。

【适应证】颜面丹毒湿热毒蕴型。

【出处】《福建中医药》1985，（5）：25.

✑处方 170

煅石膏 30g，广丹 1.5g，冰片 0.3g。

【用法】上药共研细末，用麻油适量调成糊状，外敷患处，日 2~3 次，5~7 天为一疗程。

【适应证】下肢丹毒湿热毒蕴型。

【出处】《福建中医药》1985，（5）：25.

（五）熏洗法

处方 171

鲜侧柏叶、鲜樟树叶、鲜松针各 60g，生姜 30g。

【用法】上药切碎煎汤，每晚趁热熏洗患肢，每日 1 次，7~10 次为一疗程。

【适应证】丹毒已成大脚风者湿热毒蕴型。

【出处】顾伯康.《中医外科学》上海科学技术出版社，2018.

二、非药物外治法

（一）砭镰法

处方 172

患病处。

【用法】患部消毒后，用七星针或三棱针叩刺患部皮肤，放血泄毒。

【适应证】下肢复发性丹毒湿热毒蕴型。

【注意事项】外科阴证、虚证，头面部丹毒禁用本疗法。下肢丹毒砭刺时不可太深，以免伤及经络、血管；术前、术后均须消毒病变处及病变周围皮肤，以免发生感染。砭镰后要敷药包扎。

【出处】詹永康，曹欣荣.《中医外治法》湖南科学技术出版社，1984.

（二）刺络拔罐法

处方 173

病变局部。

【操作】局部梅花针重叩微出血，后三棱针点刺阳性血络，并闪火法拔罐 10 分钟，每周 3 次。

【适应证】下肢丹毒湿热下注型。

【注意事项】施术部位严格消毒；颜面部禁用。

【出处】《中医外治法》2015，29（5）：113–114.

（三）火针法

🥣处方 174

病变部位。

【操作】局部常规消毒后，将针身在乙醇灯上烧红，对准患部迅速点刺，重新烧红后再行点刺，如上反复。点刺针数视患部范围大小而定。

【适应证】丹毒发作急性期湿热毒蕴型。

【注意事项】施术部位严格消毒。

【出处】刘道清.《中国民间疗法》中原农民出版社，1987.

（四）圈刺法

🥣处方 175

主穴：皮损周围、内庭。

【操作】逆经进针取内庭，快速进针，留针 30 分钟，将针徐徐抽出。病人下肢红、肿、热、痛处表皮紧张而有光泽，轮廓鲜明可分，以皮损处为中心，离皮损边界 1cm 处作圆周，用 75% 乙醇棉球消毒后，用 0.30mm × 40mm 毫针，每隔 1 寸左右，针尖指向圆心，与表皮成 45° 斜刺，将病灶处围住，留针 30 分钟后徐徐取针。配穴用 75% 乙醇消毒后，快速进针，用泻法。

【适应证】下肢丹毒发作急性期湿热毒蕴型。

【注意事项】施术部位严格消毒；颜面部禁用。

【出处】刘道清.《中国民间疗法》中原农民出版社，1987.

综合评按： 本病发在肌表，来势迅速，是一种急性皮肤病，容易反复发作，最后导致大脚风（象皮腿）。丹毒是由溶血性链球菌从皮肤或黏膜的细微破损处侵犯皮内网状淋巴管所引起的弥漫性炎症。其症皮色焮红如丹，界限分明，一般不化脓，但有复发倾向。丹毒根据其发病部位分为抱头火丹、流火等。其病机多为血热内蕴，郁于肌肤。复感外湿毒热之邪，内外之邪结于皮肤，客于络脉，使气血凝滞而发病。病发头面者，多为风热上扰，以散风凉血为主；病发于腰胁，多为肝脾湿火，以清肝利湿为主；病发下肢者，多为湿热化火，以利湿解毒为主。病情轻者用新鲜野菊花叶、鲜地丁全草、鲜蒲公英等捣烂外敷可以取得较好的临床疗效。丹毒早期溻渍法、熏洗法、外敷清解散能直接作用于病变部位，以解毒清热凉血；非药物外治法如砭镰法、刺络拔罐法、火针法、圈刺法等在疾病急性期可快速截断病势，使之向愈。部分病人毒邪太盛，或正虚不能抗邪，以致红肿迅速蔓延，势如燎原，出现壮热神昏等毒热入营证，临床上必须配合抗生素治疗，方可转重为轻，提高疗效。皮肤坏死者，若有积脓，可在坏死部位切一二个小口，以引流排脓，掺九一丹。

本病易复发。因此，应彻底治疗足癣、皮肤皲裂等原发感染病灶。后期配合刺络拔火罐，以减少丹毒的复发。

第十三节　血栓闭塞性脉管炎

血栓闭塞性脉管炎属中医学"脱疽"的范畴，是以初起肢冷麻木，后期趾节坏死脱落、黑腐溃烂、疮口经久不愈为主要表现的脉管疾病。好发于青壮年男子，或老年人。我国北方较南方多见。本病发展缓慢，病程较长，常在寒冷季节加重，治愈后又可复发。

1. 临床诊断

本病多见于青壮年，以四肢末梢多发，一侧或两侧均可发病，症见疼痛发凉，皮肤感觉异常，皮色改变，营养障碍。分三期：

（1）局部缺血期　发病缓，趾指冷痛，间歇性跛行，足背动脉搏动减弱。

（2）营养障碍期　疼痛呈持续性，肢端皮肤发凉，抬高则颜色变白，下垂则暗红，趾甲变形增厚，肌肉萎缩，足背动脉搏动消失。

（3）坏死期　肢端发生干性或湿性坏死，剧痛，伴发热等全身症状。

2. 中医分型

（1）寒湿阻络型　患肢喜暖怕冷，肤色苍白冰凉，麻木疼痛，遇冷疼痛剧烈，步履不利，多走则疼痛加剧，稍歇则痛缓，舌苔白腻或薄白，趺阳脉搏动减弱或消失。

（2）血脉瘀阻型　患肢酸胀，疼痛加重，呈持续性，行履沉重，活动艰难，患肢肤色由苍白转为暗红，下垂时更甚，抬高时则见苍白，皮肤干燥，小腿或足部反复出现游走性红斑、结节或硬索，趺阳脉搏动消失，脉沉细涩。

（3）湿热毒盛型　患肢疼痛剧烈，日轻夜重，喜冷怕热，溃破腐烂，浸润蔓延，伴发热、口渴、便秘、尿黄赤、苔黄厚腻。

（4）气血两虚型　面容憔悴，萎黄消瘦，心悸气短，自汗乏力，创面肉色淡红，久不愈合，舌质淡嫩，脉象细弱无力。

一、药物外治法

（一）穴位外敷法

处方 176

红粉散：三分三 60g，独定子 60g，云南重楼 60g，红花 20g，白芷 30g，桃仁 40g。

【用法】上六味压末，过细筛备用。每次取 $\frac{1}{4}$ 量，用甜米白酒或红糖酸醋调匀。外敷巨虚穴和涌泉穴，再以绷带固定。隔日换药 1 次，1 个月为一疗程。

【适应证】血栓闭塞性脉管炎一期寒湿阻络型。

【出处】张树生，高普，李惠荣.《中药贴敷疗法》中国医药科技出版社，1988.

（二）局部外敷法

处方 177

五倍子、黄连、黄芩、黄柏、青黛各 50g。

【用法】将其研制成细末状，之后加入凡士林调匀，使其成膏状物，将膏药涂在无菌纱布上，敷于患处。创面较小者 2 日换药 1 次，创面较大者每日换药 1 次。15 日为一疗程。

【适应证】血栓闭塞性脉管炎三期湿热毒盛型。

【出处】《深圳中西医结合杂志》2016, 26（4）: 62.

处方 178

生石膏 250g。

【用法】上药研细末，用桐油 100mL，调成糊状均匀敷于患处包扎，1 日 1 次，10 次为一疗程。

【适应证】血栓闭塞性脉管炎一期湿热毒盛型。

【出处】《上海中医药杂志》1984,（6）: 44.

（三）浸洗法

处方 179

桂枝、附片、伸筋草、苦参各 15g。

【用法】上药用水煎后趁热浸洗患肢，1 日 2 次，10 日为一疗程。

【适应证】寒湿阻络型脉管炎。

【出处】《中国中西医结合杂志》1986,（8）: 32.

（四）熏洗法

处方 180

紫花地丁 30g，连翘 30g，蚤休 30g，赤芍 15g，生甘草 9g。

【用法】上药加水煎汤，待温度适宜时，熏洗患肢，1 日 1~2 次，每次 20 分钟，15 日为一疗程。

【适应证】湿热毒盛型脉管炎。

【出处】《中国中西医结合杂志》1986,（12）: 27.

处方 181

伸筋草 30g，透骨草 30g，苏木 15g，川乌 15g，草乌 15g，红花 10g，川椒 10g，附子 10g，干姜 10g。

【用法】熏洗患肢，先熏后洗，每次 20~30 分钟，每日 1 剂，2 个月为一疗程。熏洗后注意肢体保温。

【适应证】寒湿阻络型脉管炎。

【出处】《陕西中医》2015, 36（9）: 45.

（五）烟熏法

处方 182

红矾、水银、麝香各 2g，轻粉 3g，乳香 15g，没药 15g，白芷 15g，锡适量。

【用法】将白芷等植物药烘干，过 120 目筛。用坩埚将锡熔化后入水银，冷却后用钢锉锉成细末，与红矾、轻粉、乳香、没药、麝香一并研细末，与植物类药混匀备用。用时取药 5g，加艾绒适量，制成直径 1cm，长 10cm 药卷。局部消毒，点燃药卷置溃疡面下方约 3cm 处进行烟熏，熏后溃疡面上留有的黑色烟尘，不必去掉，常规包扎，1 日 1 次。每次用药 1 支，7 次为一疗程。疗程间隔 7 日。

【适应证】脉管炎坏死期已破溃者气血两虚型。

【注意事项】本熏药中含有一些有毒药物，每次熏治时间及疗程不宜过长，以免中毒。

【出处】《辽宁中医杂志》1989，（10）：33.

（六）淋洗法

处方 183

桂枝 10g，透骨草 30g，千年健 15g，鸡血藤 15g，金银花 15g，苏木 15g，红花 15g，乳香 15g，没药 15g，干姜 15g，花椒 10g，樟脑 15g。

【用法】将上药装入一布袋内缝好，加水 2000mL 煎汤，待药液温度适宜时，淋洗患处，1 日 2 次，每次 30~50 分钟。

【适应证】寒湿阻络型及血脉瘀阻型脉管炎。

【注意事项】湿热毒盛型忌用。肢体在干性坏疽或肢体坏疽处于发展阶段以及伤口尚未稳定者不用。

【出处】经验方。

（七）涂擦法

处方 184

红灵酒：生当归 60g（切片），花椒 30g，红花 30g，肉桂 60g（切片），樟脑 15g，细辛 15g，干姜 30g（切片）。

【用法】用 95% 酒精 1000mL，浸泡 7 天备用。用时将棉棍蘸红灵酒揉擦发凉皮肤，1 日 2~3 次，每次擦 20 分钟。

【适应证】寒湿阻络型及血脉瘀阻型脉管炎。

【出处】经验方。

（八）湿敷法

处方 185

金银花 60g，五倍子 15g，诃子 15g。

【用法】上药煮水后湿敷伤口，1 日 2~3 次，每次湿敷 30 分钟。

【适应证】湿热毒盛型、气血两虚型脉管炎。

【出处】经验方。

（九）综合外治法

处方 186

方一：碘仿 5g，白药 4g，消炎粉 10g，象皮粉 20g，冰片 7g，氧化锌 10g，黄连 10g。

方二：生地 30g，当归 50g，青果 10g，头发 10g，麻油 500g。

方三：苦参 15g，甘草 15g。

【方法】先将方一共研极细末备用。将方二中药入麻油中文武火慢熬，熬至滴水成珠，再入黄蜡 60g，待溶化后去渣加入方一研好的药末摇匀，待冷装瓶备用。用时以方三煎汤洗患处，揩干后涂药于创面上。1 日 2 次，1 个月一疗程。

【适应证】血栓闭塞性脉管炎坏死期气血两虚型。

【出处】经验方。

二、非药物外治法

（一）电针法

处方 187

双侧 L_3-S_1 夹脊穴。

【操作】取双侧 L_3-S_1 夹脊穴，常规针刺后，接电针仪，以疏密波刺激 20 分钟，每天 1 次，连续治疗 20 次。

【适应证】辅助治疗 I 期血栓闭塞性脉管炎寒湿阻络型及血脉瘀阻型。

【出处】《针灸临床杂志》2011，27（10）：43-45.

（二）艾灸治疗

处方 188

主穴：足三里、关元、三阴交、气海。配穴：太溪、太冲、太白、公孙、悬钟、照海、申脉、通谷。

【操作】病人取平卧位，将生姜切成薄片约 0.2~0.3 厘米，于薄片中刺数个小洞，于生姜上放艾炷并将生姜置于关元、气海穴上，施以隔姜灸，其余穴位以艾条施回旋灸。

【适应证】血栓闭塞性脉管炎寒湿阻络型及血脉瘀阻型。

【注意事项】每天 1 次，30 天为一疗程。

【出处】《长春中医学院学报》2006，22（1）：29.

（三）温针灸

处方 189

患侧昆仑、太溪、解溪、三阴交、太冲、阳陵泉、足三里、血海。

【操作】针刺得气后，于针柄上放置 1~2cm 艾炷燃尽。

【适应证】寒湿型血栓闭塞性脉管炎。

【出处】《江苏中医药》2017，49（2）：51-52.

（四）理肺通脉针灸法

处方 190

经渠、血海、阴陵泉、三阴交、足三里、上巨虚、下巨虚、太渊、列缺、尺泽、膈俞、太溪、复溜、鱼际、阴陵泉、膻中、阴谷。

【操作】①寒湿证：采用温针，选穴为经渠、血海、阴陵泉、三阴交、足三里、上巨虚、下巨虚，每天 2 次，每次 40 分钟，灸太渊 9 壮（上穴皆双侧）。②血瘀证：选穴双侧列缺、经渠、尺泽、血海、膈俞、足三里、上巨虚、下巨虚，手法以平补平泻法，每天 2 次，每次 15 分钟。③热毒证：选穴太溪、复溜、列缺、尺泽、鱼际、经渠、血海、阴陵泉（双侧），手法用提插泻法，每天 3 次，每次 20 分钟。④气血两虚证：选穴双侧列缺、经渠、鱼际、尺泽；脾经：阴陵泉；胃经：足三里、血海、上巨虚。予以补法，每天 1 次，每次 1 小时。⑤肾虚证：选穴尺泽、经渠、膻中、膈俞、阴谷、太溪、三阴交、血海，手法行捻转补法，每天 1 次，每次操作 1 小时。

【适应证】血栓闭塞性脉管炎。

【出处】《福建医药杂志》1996，（4）：127.

（五）针刺治疗

处方 191

上肢取穴：郄门、曲池、青灵、内关、手三里、通里、大陵、外关。

下肢取穴：血海、脉根、阴包、地机、阴陵泉、足三里、阳陵泉、丰隆、承山、悬钟、太溪、昆仑。

【操作】针刺相关穴位，得气后，对实热证向外方以泻法，行针手法为弧度刮针法，连续行针 10 次左右。对虚寒证运用补法，行针手法为用指甲向内侧方向刮针柄，连续 3~5 次。对虚实兼夹证予以平补平泻手法，且指甲朝反向刮针。以上证型根据实际情况每次取穴 1~5 个，每 1~2 天 1 次，1 个疗程为 15 次。休息 3~5 天后再进行下一疗程。

【适应证】血栓闭塞性脉管炎寒湿阻络型及血脉瘀阻型。

【出处】《中国针灸》1981，（3）：10-12.

（六）高压氧疗法

处方 192

纯氧。

【操作】病人在 0.2MPa 舱内吸纯氧，一般每日治疗 1 次，每次 3~4 小时，10 天为一疗程。休息 5~7 天后再进行第二疗程。

【适应证】血栓闭塞性脉管炎寒湿阻络型、血脉瘀阻型及气血两虚型。

【出处】《中医外治杂志》2001，（1）：28-29.

（七）耳针疗法

处方 193

主穴：热穴、交感、神门、心、肾、皮质下、内分泌。

配穴：肺、肝、脾及相应部位如膝、踝、肘、腕等。

【操作】采用强刺激手法，留针 1~2 小时，每 30 分钟捻转 1 次，10~16 次为一疗程。

【适应证】血栓闭塞性脉管炎寒湿阻络型、血脉瘀阻型及气血两虚型。

【出处】《中医外治杂志》2001，（1）：28-29.

综合评按： 血栓闭塞性脉管炎是一种进行性的慢性疾病。中医以活血通络为根本治疗大法。根据有关资料报道，应用中药内服、外治方法，已使本病的治疗取得了显著效果，临床治愈和显著好转率已达 70%~85%，并使大多数坏死期的病人避免了截肢手术，截肢率已下降到 1.2%~2.65%，保全了肢体，减少了病人的痛苦。外用中药治疗，具有温经止痛、活血通络等功效，可用来治疗脉管炎病人因血管闭塞所致的组织缺血、缺氧和营养障碍。本病除了外用中药治疗外，还要注意应用其他方法，如内服药、针刺、按摩等，避免寒冷刺激，加强体育锻炼，增强体质。临床观察高压氧治疗对缓解肢体缺血性疼痛、促进创口愈合有一定的疗效，治疗后一般皮温可升高，疼痛缓解或消失，溃疡缩小或愈合。针刺治疗可调节血管神经功能，缓解血管痉挛，促进侧支循环的建立，使自主神经功能恢复平衡，对早期或中期脉管炎效果较为显著，同时也是有效的止痛良法。

第十四节 烧伤

烧伤是由于热力（火焰，灼热的气体、液体或固体）、电能、化学物质、放射线等作用于人体而引起的一种急性损伤性疾病，常伤于局部，波及全身，可出现严重的全身性并发症。本病西医学也称烧伤。平时生活中烧伤和意外灾害屡见不鲜，在古代一般以火烧和汤烫者居多，故又称为"水火烫伤""汤泼火伤""火烧疮""汤火疮""火疮"等。现代还出现了"化学烧伤""放射性烧伤""电击伤"等。其临床特点是创面局部以红斑、肿胀、疼痛、水疱、渗出、焦痂为主要表现，严重者伴有高热、烦躁不安、口渴喜饮、少尿或无尿，甚则面色苍白、呼吸浅快、神昏谵语，若不及时救治或治疗不当可危及生命。

1. 临床诊断

根据烧伤面积和深度不同分类。

烧伤深度一般采用三度四分法。

Ⅰ度烧伤：轻度红肿热痛，感觉过敏，表面干燥，无水疱。

浅Ⅱ度：剧痛，感觉过敏，有水疱，疱皮剥脱后可见创面均匀发红，潮湿水肿明显。

深Ⅱ度：痛觉迟钝，有水疱，基地苍白，间有红色斑点，创面潮湿，拔毛时痛，毛根有正常解剖结构。

Ⅲ度：皮肤痛觉消失，无弹性，干燥无水疱，如皮革状，蜡白焦黄或炭化，可见皮下血栓阻塞的静脉枝，拔毛不痛，毛根无正常解剖结构。

烧伤面积，根据中国九分法，即将身体各部表面积分11个9等分，或以手掌法进行划分。

对于严重烧伤的病人又分三期，即休克期、感染期、修复期。

2. 中医分型

（1）火毒伤津型 烧伤后出现壮热烦躁，口干喜饮，便秘尿赤；舌红绛而干，苔黄或黄糙，或舌光无苔，脉洪数或弦细数。

（2）阴伤阳脱型　烧伤后出现神疲倦卧，面色苍白，呼吸气微，表情淡漠，嗜睡，自汗肢冷，体温不高反低，尿少；全身或局部水肿，创面大量液体渗出；舌淡暗苔灰黑，或舌淡嫩无苔，脉微欲绝或虚大无力。

（3）火毒内陷型　烧伤后壮热不退，口干唇燥，躁动不安，大便秘结，小便短赤；舌红绛而干，苔黄或黄糙，或焦干起刺，脉弦数。若火毒传心，可见烦躁不安、神昏谵语；若火毒传肺，可见呼吸气粗、鼻翼扇动、咳嗽痰鸣、痰中带血；若火毒传肝，可见黄疸、双目上视、痉挛抽搐；若火毒传脾，可见腹胀便结、便溏黏臭、恶心呕吐、不思饮食，或有呕血、便血；若火毒传肾，可见浮肿、尿血或尿闭。

（4）气血两虚型　疾病后期，火毒渐退，低热或不发热，精神疲倦，气短懒言，形体消瘦，面色无华，食欲不振，自汗盗汗；创面肉芽色淡，愈合迟缓；舌淡，苔薄白或薄黄，脉细弱。

（5）脾虚阴伤型　疾病后期，火毒已退，脾胃虚弱，阴津耗损，面色萎黄，纳呆食少，腹胀便溏，口干少津，或口舌生糜；舌暗红而干，苔花剥或光滑无苔，脉细数。

一、药物外治法

（一）外敷法

处方 194

生石灰 6g，生石膏 6g，生大黄 3g，生龙骨 9g，梅片 1.5g。

【用法】梅片另研细面，余药共研细，然后兑匀，以香油调成糊状，密封贮瓶备用。先用 1‰新洁尔灭溶液清洗创面，消毒擦干水分，将油膏敷于患处，1 日 2 次。

【适应证】烧伤初期未感染的Ⅰ、Ⅱ度或小面积Ⅲ度烧伤火毒伤津型。

【注意事项】面部烧伤，敷用时切记勿将药物进入眼内。局部有水疱者，常规消毒剪破水疱后再敷用。

【出处】《北京中医》1983，（4）：64.

（二）薄贴法

处方 195

大黄升麻敷方：大黄、升麻各等份。

【用法】上药研成极细末，用麻油适量调成糊状，烧伤创面经清创后，将药薄贴敷创面上。头面部暴露，四肢包扎。每日上药 1~2 次，感染严重者可增加上药次数。10 日为一疗程。

【适应证】Ⅰ、Ⅱ度烧伤及Ⅲ度小面积烧伤火毒伤津型。

【出处】张树生，高普，李惠荣.《中药贴敷疗法》中国医药科技出版社，1988.

（三）涂擦法

处方 196

生大黄 30g，冰片 15g，芝麻油 100g。

【用法】先把大黄碾碎，过筛为细末，将芝麻油置小锅内，用文火烧沸，倒入大黄末搅拌，5 分钟后取下，入冰片，待凉装瓶备用。伤口以 1‰新洁尔灭溶液消毒，剪去大水疱和剥脱皮肤，用生理盐水冲洗，湿棉球轻轻拭去创面水分，再用干净毛笔搅匀药液，涂擦患处，4 小时 1 次，致痂皮坚硬干燥时停止。

【适应证】烧伤初期未感染的Ⅰ、Ⅱ度或小面积Ⅲ度烧伤火毒伤津型。

【注意事项】焦痂溶解或痂下感染者忌用，创面不可包扎，以利干燥。

【出处】《中医杂志》1987，22（12）：41.

处方 197

三黄矾冰方：黄连、大黄、黄柏、明矾、冰片各 10g。

【用法】将各原料药材研成细粉，一起放入 70~80℃橄榄油 100mL 中，密闭浸泡 1 周，过滤去渣即得烧伤中药油。涂擦患处，每日 3 次。具有清热解毒、去腐生肌、消肿止痛的功效。可有效地防治创面的感染，减少脓毒血症的发生。

【适应证】烧伤火毒伤津型。

【出处】《广州中医药大学学报》2020，37（5）：938-942.

（四）扑撒法

处方 198

方一：酸枣树皮粉适量。

方二：黄柏 5 份，榆树皮 2 份。

方三：黄柏 5 份，榆树皮 10 份，酸枣树皮 2.5 份。

方四：黄柏 3 份，酸枣树皮 4 份，地榆 3 份，甘草少许。

【用法】将方一、方二、方三药物各研粗末，分别以 80% 酒精浸泡 48~72 小时，滤出备用。方四药物研细末，经高压消毒后备用。先将方四粉剂于创面上撒一层，然后以喉头喷雾器选择方一、方二、方三的过滤液，直接喷于创面（有水疱用消毒针挑破），每日喷 2~3 次，喷后待干再反复喷几次。15 日为一疗程。

【适应证】方一适用于轻度无感染的烧伤火毒伤津型；方二适用于轻度有感染的烧伤火毒伤津型；方三适用于感染较重的烧伤火毒内陷型。用药后一般 3~7 天结痂，7~12 天结痂脱落。

【出处】《中西医结合杂志》1985，5（6）：372.

（五）湿敷法

处方 199

黄连适量。

【用法】将黄连水煎后，制成 5%~10% 黄连水煎液备用。用时注意痂下有无积脓，若有者，应剪除痂皮，予以引流；创面用上药湿敷，1 日 2~3 次，10 日为一疗程。

【适应证】烧伤已有感染者火毒内陷型。

【出处】经验方。

（六）敷油膏法

处方 200

神效当归膏：当归 30g，黄蜡 30g，麻油 100g。

【用法】将上药制膏备用。用时摊于消毒纱布上，敷于患处，每日 1 次。具有活血止痛、拔毒敛疮、润肤生肌的功效。

【适应证】烫伤气血两虚型。

【出处】刘明军 .《中医外治技术》中国中医药出版社，2018.

（七）冷敷法

处方 201

四物消风饮：生地黄、当归、荆芥、防风、赤芍、川芎、白鲜皮、蝉蜕、柴胡、薄荷、独活各 10g。

【用法】上方加水浸泡半小时后，武火煮沸后文火煎制，初煎煮 20~30 分钟，翻渣煎煮约 15 分钟；2 次煎煮共获取药液 200~250mL，放入 4℃恒温冰箱冷藏备用。将普通无菌纱块（展开铺 6~8 层）浸泡于常温 20℃中药药液中，取出后敷于皮损处，以不流溢药汁为宜，每 5 分钟更换 1 次纱布，每次冷敷 15 分钟，每天 3 次。

【适应证】烧伤瘢痕瘙痒气血两虚型。

【出处】《现代中西医结合杂志》2019，28（33）：3722-3725.

（八）熏洗法

处方 202

冬菊洗液：大黄 10g，荆芥 10g，野菊花 20g，忍冬藤 20g，水蛭 3g。

【用法】将上述药物水煎取汁 400mL，将 400mL 药汁与生理盐水配成 40℃左右的 2000mL 中药溶液，对手部创面熏洗 20 分钟，每日 1 次。具有解热、抗菌、抗过敏、镇痛、降温等作用。

【适应证】手部烧伤初期火毒伤津型。

【出处】《上海中医药大学学报》2016，27（22）：38-41.

二、非药物外治法

（一）针刺疗法

处方 203

合谷、曲池、足三里。

【操作】常规消毒皮肤后，合谷直刺 13mm，曲池、足三里直刺 25mm，进针得气后，留针 30 分钟；烧伤初期（第 1~7 日）运用强刺激泻法，后期运用补法；每日 2 次，直至痊愈。

【适应证】烧烫伤脾虚阴伤型。

【注意事项】预防感染。

【出处】《中国针灸》2007，11（27）：849.

（二）红光疗法

处方 204

红光治疗机。

【操作】①取仰卧或俯卧位，佩戴特制防护护目镜，创面覆盖 5cm 以内的敷料；②将红光治疗机对准病人创面，距离 10~15cm；③每日照射 30 分钟，直至创面愈合。

【适应证】烧烫伤气血两虚型。

【注意事项】预防感染。

【出处】《吉林医药》2017，（2）：235-236.

（三）高压氧疗法

处方 205

高压氧气舱。

【操作】采用切痂或药物脱痂后肉芽创面 1 次植皮，术后即开始高压氧治疗。病人在 0.2MPa 舱内吸纯氧 1 小时，每日 1 次，10 天为一疗程。

【适应证】深度烧烫伤气血两虚型。

【注意事项】预防感染。

【出处】《中华烧伤杂志》2005，（5）：386-387.

综合评按： 烧伤是临床常见外科病证，主要依靠外治法局部治疗，以解毒清热、敛疮生肌。外治诸法可以使药物直达病所，直中病机，发挥最佳疗效，这点是内服药所无法比拟的。外治有效率几乎可达100%，治愈率也在90%以上。薄贴法、涂擦法用于Ⅰ～Ⅱ度烧伤；有感染者可选用扑撒法清热解毒；一般性烧伤可用贴敷法；感染渗出以湿敷为好；烧伤瘢痕瘙痒者以冷敷法为好。对于深Ⅱ度以上者可用红光疗法、高压氧疗法辅助治疗。有人统计红光疗法治疗102例烧烫伤病人，结果显示，其治疗深Ⅱ度烧伤创面，治疗组和对照组创面愈合时间中位数分别是18天和20天，创面平均愈合时间分别为 19.86 ± 2.43 天和 21.02 ± 2.97 天，两组差异有统计学意义（$P<0.05$）；创面愈合百分比伤后第14天分别为（70.25 ± 28.73）%和（58.36 ± 30.18）%，总有效率分别为93.06%和80.56%；伤后第21天创面愈合百分比分别为（95.26 ± 10.93）%和（89.88 ± 18.56）%，总有效率分别为100.00%和95.83%，两组差异均有统计学意义。以上各种方法，可灵活选用，其中心目的就是清热止痛、解毒生肌，使疮面无化脓，早结痂，加快愈合过程。轻微烧伤可试用清凉油、食用酱油、碱水（苏打水）外涂，对于止痛消炎、防止水疱生成也有一定作用。对烧伤伴休克者应加用西药治疗，如并发压疮可参考压疮治疗。

第十五节　虫咬蜇伤

虫咬蜇伤指蜂、蝎子、蜈蚣及毒蜘蛛等毒虫咬蜇人体后其毒素进入人体而引起的各种过敏反应和毒性反应。较常见的致病害虫有螫、螨、隐翅虫、刺毛虫、跳蚤、虱类、臭虫、飞蛾、蜂等。其临床特点是皮肤上呈丘疹样风团，上有针尖大小的瘀点、丘疹或水疱，呈散在性分布。多见于昆虫孳生的夏秋季节，好发于暴露部位。一般无全身不适，严重者可有畏寒发热、头痛恶心、胸闷、呼吸困难等全身中毒症状。虫咬皮炎为西医学病名，相当于中医学的恶虫叮咬。《外科正宗·恶虫叮咬》曰："恶虫乃各禀阴阳毒种而生。见之者勿触其恶，且如蜈蚣用钳，蝎蜂用尾，恶蛇以舌蜇人，自出有意附毒害人，必自知其恶也。凡有所伤，各寻类而推治。"

1. 临床诊断

主要依据病史、症状。

（1）蜂蜇伤 伤处见小黑点，疼痛，红肿，严重者见头疼头晕、恶心呕吐等全身中毒反应。

（2）蝎蜇伤 伤处疼痛剧烈，红肿，继而变黑，或起水疱，严重者见头晕、心悸，甚至死亡。

（3）蜈蚣咬伤 伤处见 2 个小点，伤处肿且灼痛，有时可见淋巴管炎表现，严重者出现发热、呕吐、周身麻木及昏迷等全身症状。

（4）毒蜘蛛咬伤 伤处肿胀苍白，疼痛，可见皮疹，伴有精神萎靡、肌肉痉挛等全身症状，严重者出现呼吸困难、休克等危象。

2. 中医分型

（1）风毒型 局部肿痛、麻木，可见皮疹，伴有精神萎靡等。舌淡苔薄黄，脉细数。

（2）火毒型 局部红肿疼痛、头晕、心慌等，舌红苔黄，脉弦数。

一、药物外治法

（一）湿敷法

处方 206

黄柏 5g，玄明粉 3g。

【用法】上述药物加水煎，取药液湿敷患处，1 日 4~6 次。

【适应证】虫咬蜇伤火毒型。

【出处】《中西医结合杂志》1986，6（4）：248.

（二）滴点法

处方 207

白矾适量。

【用法】白矾适量，在灯上烧化，取汁滴于患处。

【适应证】蜈蚣、蝎子蜇伤火毒型。

【出处】《中西医结合杂志》1986，6（4）：248.

（三）涂搽法

🥣**处方 208**

活蝎子 6 个，白酒 500mL。

【用法】将活蝎子投入白酒内浸泡 2 天。用时以棉签蘸药涂搽患处，1 日数次。

【适应证】蝎蜇伤风毒型。

【出处】高士贤，戴定远，范勤德.《常用药用动物》上海科学技术出版社，1986.

（四）热敷法

🥣**处方 209**

芋头适量。

【用法】将芋头煮熟，捣烂如膏，趁热敷于患处。

【适应证】毛虫咬伤风毒型。

【出处】湖南中医药研究所.《简易中医疗法》人民卫生出版社，1978.

（五）烟熏法

🥣**处方 210**

杉木皮或枝适量。

【用法】取杉木皮或枝点燃，烧烟熏患处 5~10 分钟。

【适应证】蜈蚣咬伤风毒型。

【出处】黄宗勖.《常见病中草药外治疗法》福建科学技术出版社，1981.

（六）薄贴法

🥣**处方 211**

明雄黄 3g，香白芷 12g，蚤休 3g，半边莲 12g，垂盆草 30g，徐长卿

12g。

【用法】上述药物研末，调凡士林，外贴敷于患处。

【适应证】各型毒虫咬伤火毒型。

【出处】刘光瑞，刘少林.《中国民间敷药疗法》科学技术文献出版社重庆分社，1988.

（七）淋洗法

处方 212

食醋适量。

【用法】取食醋适量淋洗患处 5~15 分钟。

【适应证】各型虫咬伤风毒型。

【出处】张峰.《常见病简易中医疗法》金盾出版社，1991.

二、非药物外治法

（一）刺血疗法

处方 213

虫咬局部。

【操作】常规消毒后，在局部用三棱针点刺出血，血为乌黑色，隔 5 分钟后用火罐再度拔吸出血，血为紫黑色。

【适应证】各型虫咬伤火毒型。

【注意事项】点刺时勿伤及血管。

【出处】刘光瑞.《中国民间刺血术》四川科学技术出版社，1992.

（二）拔罐法

处方 214

蜈蚣咬伤部位。

【操作】立即用拔火罐拔出毒液，并用 3% 的氨水或 5% 的碳酸溶液涂抹，然后进行冷敷。将雄黄、细辛等碾成粉，加水调和，敷在患处，也可将鱼腥草、蒲公英捣烂外敷。

【适应证】蜈蚣咬伤火毒型。

【注意事项】拔出的毒液及时处理。

【出处】经验方。

综合评按：虫咬蜇伤所产生的过敏反应及毒性反应，经中药外治之后常能缓解或消除。本文所选治法中，有广泛适用于各类虫咬蜇伤之法，如湿敷、刺血疗法、淋洗及薄贴；又有针对某一毒虫所致而独自见效之法，如滴点法、拔罐法、涂搽及烟熏等。对于过敏及毒性反应较严重或一般治疗无效者，不宜固守中药外治，应积极进行中西医结合综合治疗。平时预防要做到：①保持环境清洁卫生，消灭害虫。②衣服、被褥应勤洗勤晒，防虫藏身。③儿童户外玩耍时要涂防虫叮咬药物。④发病期间忌食海鲜鱼腥发物，多饮水，多吃蔬菜、水果，保持大便通畅。

第十六节 胆石症

胆石症是指湿热浊毒与胆汁互结成石，阻塞于胆道而引起的疾病。胆石症在中医学中属于"胆胀""胁痛""结胸""黄疸"等范畴。《灵枢·经脉》中记载："胆足少阳之脉……是动则病口苦，善太息，心胁痛，不能转侧。"本病相当于西医学胆囊结石及肝内外胆管结石。

1. 临床诊断

（1）胆囊结石　无症状的隐性结石不易诊断。较大结石有时可引起右上腹胀闷不适感或慢性胆囊炎症状。较小的结石阻塞胆囊管时，可引起胆绞痛，绞痛始为阵发性，继而转为持续性，伴阵发性加剧，多向右肩背部放射。有明显的压痛和肌紧张，或可触及有压痛的肿大胆囊。

（2）胆总管结石　发作期表现为典型的夏科征，即上腹部疼痛、寒战高热与黄疸三者并存。腹痛始为胀闷感，继而转为阵发性及刀割样绞痛。剑突下明显压痛，而腹肌紧张不显著。

（3）肝内胆管结石　临床表现不典型，可无腹痛，常有反复发作的肝区闷胀痛或叩击痛，伴畏寒、发热或黄疸，肝脏肿大有触痛（应注意与肝炎或肝脓肿鉴别）。

（4）超声波检查、X线胆道造影、十二指肠引流有助于诊断。

2. 中医分型

（1）肝郁气滞型　胁肋痛或绞痛时牵掣背部疼痛，口苦咽干，心烦易怒，脘腹胀满，不欲饮食，或呃逆嗳气，舌暗红苔薄白，脉弦。

（2）胆火炽盛型　胁肋及脘腹灼热疼痛，痛连肩背，口苦咽干，恶心，便干，或有黄疸，舌红苔黄干，脉弦滑或弦数。

（3）湿热内蕴型　胁肋胀闷疼痛，背部酸沉疼痛，口苦而黏，泛恶欲呕，厌油腻，周身困倦，大便不畅或便溏，目黄身黄，尿黄，舌红胖，苔黄腻，脉弦滑数。

（4）肝阴不足型　胁下胀满，头目眩晕，口苦咽干，纳谷不香，食入胀甚。妇女经少，经色淡。舌尖红刺，或有裂纹，或见光剥，脉细弦。

一、药物外治法

（一）贴敷法

🥣处方 215

解痉止痛膏：白芷 10g，花椒 15g，苦楝子 50g，葱白、韭菜蔸各 20 个，白醋 50mL。

【用法】先将白芷、花椒研成细末，再将韭菜蔸、葱白、苦楝子捣烂如泥，后用白醋把上述药物和匀调成糊膏状，即成解痉止痛膏。用时贴敷于中脘穴周围处，外用透明薄膜覆盖，然后用胶布加固，用腹带最好，24 小时换贴 1 次，可连贴 2~4 次。

【适应证】胆绞痛湿热内蕴型。

【出处】《辽宁中医杂志》1989，13（12）：17.

（二）中药离子导入法

🥣处方 216

中药提取液：白屈菜、金钱草等。

【用法】①病人侧卧，微屈双膝，根据病情需要于督脉上选取 2~3 穴，常规消毒，以 26~28 号 2 寸长毫针刺入穴位，行针得气后留针；②将"直流药物导入治疗机"的输电板夹子夹在针柄上；③将上方均匀地洒在预先准备好的药物衬垫上（由绒布或 4~6 层纱布制成，其面积略大于治疗机的电极板），使药垫充分湿润，展平药垫，置于腹部预选的"穴区"上方，或直接置于结石部位上方的皮肤上；④在药垫上面置以淡水浸湿的衬垫（由白色吸水性强的棉织品制成，厚 1cm 左右，大小与药垫同）及治疗机的主电极板；⑤用金属夹子将电极板与导线连接，并在夹子下垫一小块塑料布，在电极板上覆盖一块比衬垫大些的塑料布后，以胶布将主电极板固定；⑥将治疗机输出调节旋钮旋至零位，极性变换开关指向所需位置，电流表量程开关调治合乎治疗量的要求；⑦接通电源，由小到大逐渐加大电流强度达 $0.1mA/cm^2$，持续 30~35 分钟。治疗完毕，向逆时针方向缓慢转动输出调节旋钮，使电流强度逐渐减小到零，切断电源，取下督脉上的毫针，取下电极板、衬垫等结束治疗。上法每日施治 1 次，15 次为一疗程，间隔 3~5 天后，可转入第 2 个疗程。

【适应证】胆绞痛、胆结石湿热内蕴型。

【注意事项】①每次治疗前需仔细检查导线连接、电流表量程开关、极性变换开关等与治疗要求是否相等。②增减电流强度时，必须缓慢地转动输出调节旋钮，以防电击感或发生肌肉抽搐。③治疗中切不可拨动极性变换开关、量程选择开关，或忽然切断电源。④中药提取液以新鲜配制的效果为佳。⑤嘱病人治疗中勿入睡，勿接触接地的金属物品，勿变更体位，不得移动衬垫。⑥治疗期间忌房事、气恼、忧思。⑦对于曾用过多种疗法久治不愈的顽固性结石，可酌情配合耳压或耳穴埋针疗法。可选肝、胆、胆管为主穴，腹、期门、三焦为配穴。

【出处】经验方。

（三）穴位注射法

处方 217

当归注射液。

【用法】取胆俞、足三里、中脘、胆囊穴。每次选 2 穴，每穴注射当归注射液 1mL，每日或隔日 1 次，7 次为一疗程。

【适应证】胆石症之气郁型。

【出处】张剑秋.《200 种常见疾病的针灸治疗》上海科学技术出版社，1989.

（四）贴敷硬膏法

⚕处方 218

肝胆排石膏：南星、附子、香附各 10g，当归、肉桂、丁香、乳香、没药、大黄各 20g，灵脂、木香、陈皮、地龙各 30g，防风、荆芥各 40g，广丹 1000g，香油 1000g。

【用法】外敷排石膏药不分年龄大小以用 2 贴为最好，即肝区前后各 1 贴，洗澡或隔 2~3 天取下对折几次使未发挥药物作用的部分调节到外面，再敷肝胆痛区，1 周更换 1 次新药，1 个月为一疗程。

【适应证】肝胆结石病肝郁气滞型、湿热内蕴型。

【注意事项】中药排石要严格选择适应证，对中药排石无效或有并发症的要中转手术治疗，这是降低中药排石风险的关键。

【出处】《中医药学刊》2004，（8）：1525-1526.

二、非药物疗法

（一）体针法

⚕处方 219

主穴：肝俞、胆俞、日月（右）、期门（右）、胆囊穴、阳陵泉。

配穴：湿热型加曲池；气滞型加太冲；火毒型加人中。

【操作】上穴常规消毒后，每次取 3~5 穴，用毫针行强刺激，每穴持续运针 3~5 分钟，留针 30~50 分钟，隔 5 分钟行针 1 次。胆俞、肝俞向椎体斜刺 2.0~3.0cm，阳陵泉直刺 5.0~6.6cm，太冲向足心斜刺 5.0cm，日月、期门均斜刺 1.7cm，胆囊穴直刺 5.0~6.6cm。用 1.5 寸毫针斜刺 0.5 寸，得气后留针 30 分钟，其中每隔 10 分钟行针 1 次。发作期每日针刺 1~2 次，症状缓解期或慢性期 2~3 天治疗 1 次。

【适应证】胆石症肝郁气滞型、湿热内蕴型、胆火炽盛型。

【出处】《针灸临床杂志》2001，17（10）：18.

（二）耳穴电针法

🥣 处方 220

耳穴：胰、胆、肝、三焦、胃、十二指肠、食道。

【操作】用电针探头探测耳穴，进行电针治疗。痛甚者加交感、神门，用单调密波；黄疸者加肾上腺、内分泌；炎症期加内分泌、神门、耳尖，用疏密波；排石困难加耳迷根、交感，用疏波。每次选 4 个穴位，每日 1次，治疗 10 分钟，1 个月为一疗程。治疗期间每晨服油煎鸡蛋 2 个，便秘服硫酸镁 15g 或冲服番泻叶 2g。

【适应证】胆石症肝郁气滞型、肝阴不足型。

【出处】《陕西中医》1989，10（3）：132.

（三）耳穴压豆法

🥣 处方 221

耳穴：胰、胆、肝、脾、胃、食道、贲门、内分泌、皮质下、交感、神门。

【操作】将王不留行籽放置在一块 0.6cm × 0.8cm 的橡皮膏中央，上述耳穴（单侧）分别各贴置一块，隔 1~2 天后撕去，贴另一耳穴，反复交替。每顿饭后用手轻轻按揉各穴，共 20 分钟左右，以加强刺激。治疗期间每天中午食脂肪餐，可吃油煎鸡蛋 2 个或其他高脂肪、高蛋白饮食。同时配服胆道排石汤：金钱草 30~60g，茵陈 20~30g，郁金 10g，柴胡 10~15g，枳壳10~15g，栀子 10g，大黄 6~10g（后下），甘草 5g，每日煎服 1 剂。

另法：取耳穴肝、胆、胰、耳迷根穴，每穴放 1 粒王不留行籽，并在由胃、食道、口、三焦穴连成的连线上，每条线放 3 粒王不留行籽，用胶布固定。每日早、中、晚饭后 20 分钟用手在压籽的耳穴上依次按压 20 分钟。每3 天换新籽一次，6 次为一疗程。使用此法，不必配服胆道排石汤，一般也不必服硫酸镁。便秘严重者可配合服用 33% 硫酸镁 20mL，1 日 3 次，或加用耳便秘穴。治疗期间可以吃高脂肪、高蛋白食物，以增加胆汁分泌，配合排石。

【适应证】胆囊结石肝郁气滞型。

【出处】刘道清 .《中国民间疗法》中原农民出版社，1987.

（四）磁珠耳压法

处方 222

耳穴：肝、胆、胃、神门、交感、耳迷根、目。

【操作】用 0.5cm² 的胶布固定磁珠（直径 2mm）在所取的耳穴上。另外，有发热者加耳尖，便秘者加直肠下端。嘱病人每日餐后即自行按压耳穴上的磁珠 10~15 分钟。用磁力治疗仪的磁头，直接刺激胆囊体表投影区（以 B 超定位为准），每次 30 分钟，隔日 1 次。同时两耳交替换珠，10 次为一疗程。

【适应证】胆石症肝郁气滞型。

【注意事项】在治疗期间，配合食猪蹄、煎蛋等高脂食物，旨在促进其胆汁分泌、胆囊收缩、胆管扩张，以利胆石排出。并嘱病人淘洗大便，发现结石送医生鉴别。总疗程为 30 次，治疗结束后做 B 超复查。

【出处】《辽宁中医杂志》1989，13（12）：17.

（五）穴位激光照射法

处方 223

主穴：胆俞、阿是穴。阿是穴位置：位于右上腹，触痛最显著处。

【操作】胆俞仅取右侧。以氦 – 氖激光器照射，波长 623.8nm，激光管出光口与皮肤距离为 30~60cm，输出功率 2mV，光斑直径 2cm 左右，每穴分别照射 10 分钟，每日 2 次。同时服 33% 硫酸镁，每次 10~20mL，每日 3 次。

【适应证】胆石症肝郁气滞型、湿热内蕴型、肝阴不足型。

【出处】《中国激光医学杂志》1998，（3）：3–5.

（六）穴位埋线法

处方 224

主穴：分为五组。①鸠尾透巨阙、幽门；②日月透期门、腹哀（均右侧）；③上脘透中脘、梁门；④肝俞、胆俞（均右侧）；⑤阳陵泉。

【操作】据症情每次选 2~3 组穴，穴区消毒并以 1% 普鲁卡因局麻，采用特制埋线针，将消毒过的长 0.5~1cm 的肠线送入穴位肌层。鸠尾用平刺法，先透巨阙，再透幽门，均进针 1.5~2 寸；日月先平刺透期门，进针约 1.5 寸，再透腹哀以 40° 角刺入 1.5 寸；上脘透中脘、梁门，均采用 45° 角进针 1.5~2 寸。余穴直刺，当推入肠线后要适当破坏穴下脂肪组织，然后从针孔挤出少许血液，贴压消毒敷料。7~15 天治疗 1 次，3~5 次为一疗程。

【适应证】胆石症肝郁气滞型、湿热内蕴型、肝阴不足型。

【注意事项】注意背部穴不可过深。

【出处】《上海中医药大学学报》2020，34（4）：33-37.

（七）艾灸法

处方 225

阳陵泉、期门、日月、肝俞、胆俞、太冲、足临泣。发热加大椎、曲池、合谷；绞痛加丘墟、足三里；胸满加膈俞、内关、丰隆。

【操作】点燃艾条距穴位 1~2 寸，不断旋转，使病人有温热感，以能耐受为度，每次 10~15 分钟，每日 1~2 次，至疼痛缓解或消失为止。

【适应证】胆石症之气郁型。

【注意事项】勿灼伤皮肤。

【出处】章逢润，耿俊英 .《中国灸疗学》人民卫生出版社，1989.

（八）圆利针、火罐疗法

处方 226

主穴：肝俞、胆俞、胃俞及胆囊压痛点。

配穴：大椎、至阳、行间、中脘、天枢及有关井穴。

【操作】取 1.0mm×50mm、1.0mm×70mm 的圆利针，3~6 号平口圆型玻璃火罐。治疗时以腧穴提捏圆利针刺法为主，火罐法为辅。初诊病人首次治疗 1 日 2 次，间隔 6 小时，留针 20 分钟，运用循摄弹震辅助手法间歇运针 2 次，然后拔火罐 10 分钟，以后每日 1 次。7 天为一疗程，疗程间隔 2 天。

【适应证】肝内胆管结石肝郁气滞型、湿热内蕴型、胆火炽盛型。

【注意事项】针刺操作时注重"圆刺主穴选准位，龙虎龟凤必到位；火罐吸附瘀穴位，留针运气抵病位"。其中，龙虎龟凤即为明朝著名针灸大师徐凤在《针灸大全）中所载之通经接气四法"青龙摆尾、白虎摇头、苍龟探穴、赤凤迎源"。

【出处】《针灸临床杂志》1997，13（11）：37-38.

综合评按：胆石症是胆道系统的常见病、多发病。通过多年临床实践观察发现，中药外治法具有加强疗效、改善症状、简便易行等特点。如传统的薄贴法、穴位注射法、艾灸法等，能较好地缓解胆绞痛症状。在此基础上发展起来的耳穴压豆、磁珠耳穴、贴敷硬膏法、穴位埋线法、耳穴电针法、中药离子透入等方法，不仅能较快地缓解和消除临床症状，而且还有一定的排石作用，为临床所重视。通过对曾接受耳穴压豆法治疗的 3422 例病人进行了初步统计，结果表明：治愈 277 例，显效 842 例，好转 733 例，结石排出者 686 例，治疗总有效率为 74.2%。在用磁珠耳压法治疗的 987 例中，显效 627 例，有效 250 例，缓解 19 例，总有效率为 90.7%，排石率 84.5%。有人曾将此法与耳穴压豆法进行了比较，症状疗效分析与耳穴压豆法效果相同，均有显著效果；结石疗效分析与单用王不留行籽压耳穴组相比，X^2=107.22，$P < 0.01$，有非常显著差异。以 He-Ne 激光穴位照射治疗胆石症 310 例，治愈率 35.2%，好转率 54.5%，总有效率 89.7%，无效率 10.3%，总排石率 60.0%。疗效分析表明，胆总管结石及直径 ≤ 1.0cm 结石的疗效较好。有人运用中药离子透入法配合针刺治疗 14 例胆石症，其中治愈 11 例，好转 2 例，总有效 13 例，也不失为一种有效的外治法。用肝胆排石膏贴敷硬膏法治疗胆石病 638 例，其中胆道术后再生结石、残留结石（肝内、外胆管结石）188 例（其中最多曾作 6 次手术），原发肝内、外胆管结石 276 例，胆囊合并肝外胆管结石 112 例，胆囊结石 62 例。结果：治愈率 72%，有效率 93%，无效 7%，中转手术 5.6%。

总之，外治法提高了胆石症的临床疗效，尤其是止痛和缓解症状的疗效颇佳，可以作为辅助治疗。由于胆石症的某些病变及症状与胆囊炎相同，故某些外治法可以互用。

《当代中医外治临床丛书》
参编单位

（排名不分先后）

总主编单位

河南大学中医药研究院	中华中医药学会慢病管理分会
开封市中医院	海南省中医院
北京中医药大学深圳医院	

副总主编单位（排名不分先后）

北京中医药大学	南京中医药大学
山东中医药大学	河南大学中医院
黑龙江中医药大学	辽宁中医药大学
四川省第二中医医院	浙江省义乌市中医医院
南阳理工学院张仲景国医国药学院	湖北省英山县人民医院
河南省中医糖尿病医院	江西省高安市中医院
河南省长垣中西医结合医院	甘肃省兰州市中医医院
甘肃省兰州市西固区中医院	河南省开封市儿童医院
河北省馆陶县中医院	湖北省咸宁市中医院
湖北省武穴市中医院	中日友好医院

编委单位（排名不分先后）

河南省中医院	河南省开封市第五人民医院
南阳理工学院张仲景国医国药学院	河南省郑州市中医院
开封市中医糖尿病医院	河南省项城市中医院
广东省深圳市妇幼保健院	河南省荥阳市中医院

山东省聊城市中医院

中国人民解放军陆军第 83 集团军医院

甘肃省兰州市西固区中医院

成都中医药大学

江苏省扬州市中医院

江苏省盐城市中医院

江苏省镇江市中医院

河北省石家庄市中医院

河南省三门峡市中医院

河南省三门峡市颐享糖尿病研究所

河南省安阳市中西医结合医院

河南省林州市人民医院

广州中医药大学顺德医院附属均安医院

河南省南阳市中医院

河南省南阳名仁医院

河南省骨科医院

河南省濮阳市中医院

四川省南部县中医院

贵州省福泉市中医院

浙江省义乌市中医医院

海南省三亚市中医院

黑龙江省安达市中医医院

湖北省天门市中医医院

湖北省老河口市中医医院

深圳市罗湖区中医院